Pflege PRAXIS

Jutta König | Marion Schibrowski

FEM – Freiheitseinschränkende Maßnahmen

Gesetzliche Grundlagen – Praxisbeispiele – Alternativen

2., aktualisierte Auflage

schlütersche

Jutta König ist Wirtschaftsdiplombetriebswirtin Gesundheit (VWA), Sachverständige bei verschiedenen Sozialgerichten im Bundesgebiet sowie beim Landessozialgericht in Mainz, Unternehmensberaterin, Dozentin in den Bereichen SGB V, SGB XI, Haftungs- und Betreuungsrecht. Sie ist examinierte Altenpflegerin, arbeitete als Pflegedienst- und Heimleitung.

Marion Schibrowski arbeitet als Bereichsleitung im zentralen Qualitätsmanagement der Azurit-Gruppe in Fürstenzell. Nach ihrer Ausbildung zur Gesundheits- und Krankenpflegerin absolvierte sie Weiterbildungen zur Stations- und Pflegedienstleitung.

»Die Freiheit ist nicht das Fernhalten von etwas. Freiheit ist alles zu tun oder zu lassen, einfach zu sein, wie man ist.«

JUTTA KÖNIG

Bibliografische Information der Deutschen Nationalbibliothek
Die Deutsche Nationalbibliothek verzeichnet diese Publikation in der Deutschen Nationalbibliografie; detaillierte bibliografische Daten sind im Internet über http://dnb.de abrufbar.

ISBN 978-3-8426-0870-2 (Print)
ISBN 978-3-8426-9126-1 (PDF)
ISBN 978-3-8426-9127-8 (EPUB)

Aus Gründen der besseren Lesbarkeit wurde in diesem Buch die männliche Form gewählt, nichtsdestoweniger beziehen sich Personenbezeichnungen gleichermaßen auf Angehörige des männlichen und weiblichen Geschlechts sowie auf Menschen, die sich keinem Geschlecht zugehörig fühlen.
Etwaige geschützte Warennamen (Warenzeichen) werden nicht besonders kenntlich gemacht. Daraus kann nicht geschlossen werden, dass es sich um freie Warennamen handelt.

Lektorat: Claudia Flöer, Text & Konzept Flöer
Covermotiv: Victor88 – fotolia.com
Covergestaltung und Reihenlayout: Lichten, Hamburg
Satz: Sandra Knauer Satz · Layout · Service, Garbsen
Druck und Bindung: Salzland Druck GmbH & Co. KG, Staßfurt

Inhalt

Vorwort

Das Thema »freiheitseinschränkende Maßnahmen« hat in Deutschland eine lange Tradition. In den 1980er-Jahren wurden viele Menschen mit Bettgittern und teils auch Bauchgurten fixiert. Kaum jemanden kümmerte es. Niemand fragte nach, die rechtlichen Rahmenbedingungen waren lax. Pflegekräfte konnten frei entscheiden, wann, wie und wie lange sie einen hilfsbedürftigen Menschen fixierten.

1992 kam das Betreuungsgesetz, das zum einen die Vormundschaft für Erwachsene abschaffte und durch das Betreuungsgesetz ersetzte und sich zum anderen dem Thema »Unterbringung und unterbringungsähnliche Maßnahmen« widmete. Dass ein Gesetz in Kraft tritt, bedeutet aber nicht gleichzeitig, dass es auch sofort umgesetzt wird. Auch heute, 30 Jahre nach der einschneidenden Gesetzesänderung, werden einige Menschen von ihren Betreuern wie unter Vormundschaft behandelt. Der Betreuer bestimmt über Geld, Behandlung, Beschäftigung und über freiheitseinschränkende Maßnahmen.

Ähnlich wie mit den Rechten und Pflichten des Betreuers verhält es sich mit den freiheitseinschränkenden Maßnahmen. Noch heute ist vielen nicht klar, dass ein Strampelanzug in die Persönlichkeitsrechte eingreift, ebenso wie Ortungsgeräte und Überwachungsgeräte unterschiedlicher Art. Viele Pflegekräfte sind unsicher, ob die mündliche Aussage eines Klienten zum Bettgitter genügt und glauben, man dürfe ein Bettgitter ohne Genehmigung 24 Stunden hochgezogen sein lassen.

Mit diesem Buch möchten wir Ihnen zum einen sagen, was im Gesetz steht und wie einige es interpretieren. Zum anderen zeigen wir Ihnen, dass freiheitseinschränkende Maßnahmen eben nicht immer das Mittel der Wahl sind und regen Sie zum Nachdenken darüber an, wann Sie in das Grundrecht »freie Entfaltung der Persönlichkeit« eingreifen dürfen. Wir geben Tipps und möchten uns gleich als Gegner von freiheitseinschränkenden Maßnahmen outen. Wir finden, dass alle Menschen die gleichen Rechte haben, ob eine Demenz vorliegt oder nicht. Wer von uns möchte sich bei irgendetwas überwachen lassen? Wir zumindest leben nach dem Motto: Lieber einmal am Tag gefallen als 30 Tage ordentlich am Stuhl festgemacht. Übrigens bevorzugen wir das Wort »freiheitseinschränkend« und nicht »freiheitsentziehend«. Beide Begriffe werden synonym verwendet.

Uelversheim, im Mai 2021

Jutta König, Uelversheim
Marion Schibrowski, Fürstenzell

Dankeschön

Unser besonderer Dank gilt Steffen Krakhardt, Geschäftsführer und Gesellschafter der Azurit-Gruppe, der durch die Freigabe von Daten aus seinen Einrichtungen einige Grafiken und Darstellungen erst möglich machte.

1 Freiheit und Selbstbestimmung – das oberste Gut aller Menschen

Unser deutscher Rechtstaat verbrieft die Freiheit der Person im Grundgesetz an zweiter Stelle, gleich nach Artikel 1, der Würde. In jeder Einrichtung der Pflege finden sich auch Leitbilder mit den Inhalten Freiheit, Selbstbestimmung und Würde. Aber wie ernst ist das wirklich gemeint? Offensichtlich ist es wichtiger, dass jene, die in der Pflege arbeiten, zufrieden sind. Erst dann kommt der Mensch, der in Obhut und/oder Pflege gegeben wurde. So zumindest der Eindruck, wenn man Mitarbeitenden zuhört. Da heißt es: »Der Herr Müller ist schon wieder aus dem Bett gefallen, wir sollten ein Bettgitter beantragen.« Was man einem Klienten damit antut, steht nicht zur Debatte, es geht um Sicherheit. Leider nicht die des Klienten, sondern es geht um das Sicherheitsbedürfnis der Mitarbeitenden. Weit weg vom Leitbild einer Einrichtung und auch weit weg von Empathie.

1.1 Gesetzestexte

Betrachtet man das deutsche Rechtssystem als Pyramide (▸ Abb. 1), so steht das Grundgesetz über allem. Danach folgen weitere, bundesweit geltende Gesetze wie Sozialgesetze, Heimgesetz oder Strafgesetz. Dann kommen landesrechtliche Regelungen, schließlich hat nahezu jedes Bundesland (bis dato 15 Länder) neben dem bundesweit geltenden Heimgesetz eigene heimrechtliche Vorschriften. Darunter befinden sich Einzelverträge mit Kunden und Leitbilder. Es gibt in Deutschland fast so viele Leitbilder wie Einrichtungen. Aber alle dürften eines gemein haben: eine Aussage zur Würde und

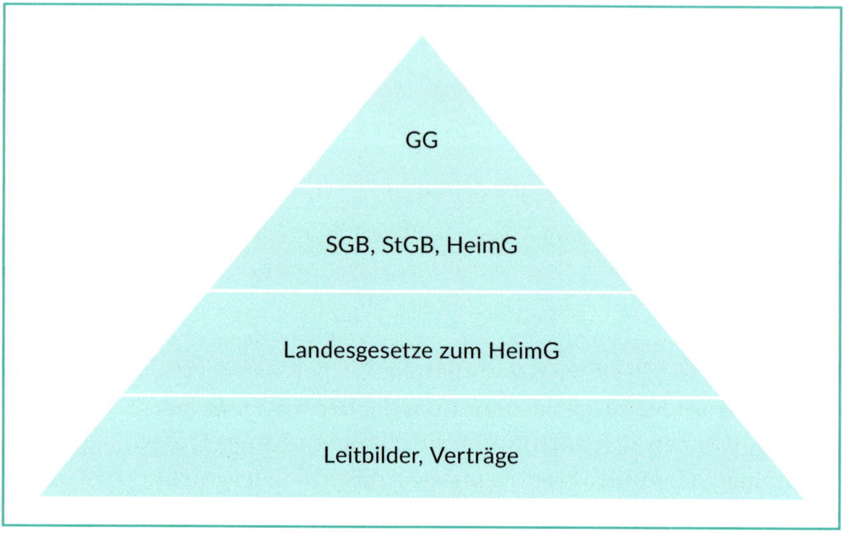

Abb. 1: Das bundesdeutsche Rechtssystem als Pyramide.

Selbstbestimmung ihrer Pflegebedürftigen, Kunden und Klienten. Die folgenden beiden Artikel sind die Basis unserer Gemeinschaft, unseres Miteinanders und unserer Demokratie:

Artikel 1 Grundgesetz (GG)
(1) Die Würde des Menschen ist unantastbar. Sie zu achten und zu schützen ist Verpflichtung aller staatlichen Gewalt.

Artikel 2 Grundgesetz (GG)
(1) Jeder hat das Recht auf freie Entfaltung seiner Persönlichkeit, soweit er nicht die Rechte anderer verletzt und nicht gegen die verfassungsmäßige Ordnung oder das Sittengesetz verstößt.

(2) Jeder hat das Recht auf Leben und körperliche Unversehrtheit. Die Freiheit der Person ist unverletzlich …

Dennoch gibt es Mitarbeiter in Pflegeeinrichtungen, die Menschen fixieren und sich keine Gedanken über das hohe Rechtsgut der Freiheit machen. Es gibt auch heute noch Mitarbeiter, die annehmen, dass das Grundrecht auf Freiheit bei Menschen mit Demenz eingeschränkt ist. In Vorträgen und Seminaren erlebe ich immer wieder Teilnehmer, die vehement für die freie Entfaltung der Persönlichkeit eintreten. Sie fordern, dass Bewohner in Pflegeheimen essen und trinken können, wann und was sie möchten; dass Bewohner aufstehen und zu Bett gehen können, wann sie möchten; dass sie anziehen können, was sie wollen; dass sie sich waschen oder nicht. Aber dies gilt stets nur für Menschen, die keine kognitiven Einschränkungen haben. Wenn ich frage, wie lange ein demenziell erkrankter Mensch ungewaschen bleiben darf, wie oft er nachts aufstehen und umhergehen darf, wie oft er sich das Inkontinenzmaterial ausziehen und neben das Bett werfen darf, wie oft er allein aufstehen und hinfallen darf – dann heißt es: »Das ist ja etwas ganz anderes.« Liebe Leser, das ist nichts anderes!

Aber Ergebnisse von Untersuchungen[1] zeigten, dass die Fixierungsrate bei Menschen mit eingeschränkter Alltagskompetenz höher ist. Ebenso stieg die Anwendung freiheitseinschränkender Maßnahmen mit der Pflegebedürftigkeit. 40 % der fixierten Bewohner hatten die Pflegestufe III. Nach Einführung der Pflegegrade haben wir keine erneute Erfassung gefunden.

Info

Jeder Mensch in Deutschland hat die gleichen Rechte. Eine demenzielle Erkrankung ändert daran nichts.

1 Freiheitsentziehende Maßnahmen in der Pflege – Realität und Perspektiven. Fachtagung für Pflegekräfte. München (21.03.2011) und Nürnberg (04.04.2011) Ergebnisse einer Umfrage zu Freiheitsentziehenden Maßnahmen in vier Bundesländern

§ 34 Strafgesetzbuch[2] (StGB) rechtfertigender Notstand
Wer in einer gegenwärtigen, nicht anders abwendbaren Gefahr für Leben, Leib, Freiheit, Ehre, Eigentum oder ein anderes Rechtsgut eine Tat begeht, um Gefahr von sich oder einem anderen abzuwenden, handelt nicht rechtswidrig, wenn bei Abwägung der widerstreitenden Interessen, namentlich der betroffenen Rechtsgüter und des Grades der ihnen drohenden Gefahren, das geschützte Interesse das beeinträchtigte wesentlich überwiegt. Dies gilt jedoch nur, soweit die Tat ein angemessenes Mittel ist, die Gefahr abzuwenden.

§ 34 StGB zeigt, dass wir im Notfall durchaus straffrei Maßnahmen ergreifen können. Allerdings muss es sich um eine gegenwärtige, also akute Gefahrensituation handeln, eine simple Wahrscheinlichkeit reicht nicht. Es ist also nicht unerlaubt, das Bettgitter hochzuziehen, weil Sie den Menschen noch nicht kennen und fürchten, er könne herausfallen. § 34 StGB zeigt weiter, dass die eingeleitete Maßnahme ein angemessenes Mittel sein muss. Bevor Sie also jemanden ortsfixieren, müssen Sie andere Varianten nachweislich diskutiert oder probiert haben. Die Alternativen sollten Sie genau dokumentieren, um sie im Streitfall nachweisen zu können. § 34 StGB kennt keine zeitliche Befristung. Es ist also nicht klar, wie lange Sie diese Notfallmaßnahme ergreifen dürfen und wann diese zu beenden ist. Auch in § 1906 Abs. 4 BGB steht lediglich »über einen längeren Zeitraum oder regelmäßig«.

Es ranken sich einige Märchen um die Zeitdauer einer freiheitseinschränkenden Maßnahme im rechtfertigenden Notstand. Die einen sprechen von 12, andere von 24 und wiederum andere von 48 Stunden. Auch über wikipedia[3] werden Aussagen verbreitet und Meinungen verfestigt. Dort steht: »Derjenige, der das Bettgitter hochzieht und somit eine Freiheitsberaubung begeht, muss sich selbst überzeugen, ob eine ausreichende rechtliche Grundlage vorhanden ist – also eine kurzfristige (24 h) Arztanordnung oder eine betreuungsrechtliche richterliche Genehmigung.«[4] **Diese Aussage ist grundsätzlich falsch**.

---

[2] Strafgesetzbuch (StGB), zuletzt geändert durch Art. 1 G v. 30.3.2021 I 441, dieser geändert durch Art. 15 Nr. 1 G v. 30.3.2021 I 448

[3] www.pflegewiki.de/wiki/Bettgitter

[4] Ebd.

Info
Das Gesetz kennt keine zeitliche Befristung. Es gibt in Deutschland keine zeitliche Regelung bei der Ergreifung einer freiheitseinschränkenden Maßnahme im rechtfertigenden Notstand. Jede nicht genehmigte Maßnahme ist unverzüglich dem Gericht zu melden. Fristen von 12, 24 oder gar 48 Stunden sind Meinungen, aber kein Gesetz. Die 24-Stunden-Frist wird lediglich aus dem Strafgesetzbuch hergeleitet, in dem es heißt, dass ein festgesetzter Tatverdächtiger binnen 24 Stunden dem Haftrichter vorzuführen ist, so lange darf die Polizei ihn in Gewahrsam halten. Wir sind aber in der Pflege tätig und haben Klienten, keine Tatverdächtigen.

Wer eine freiheitseinschränkende Maßnahme akut ergreift, muss dies im Notfall rechtfertigen können und darf die Maßnahme nur so lange durchführen, wie sie erforderlich ist. Zudem heißt es im § 1906 Abs. 2 BGB: »Die Unterbringung ist nur mit Genehmigung des Betreuungsgerichts zulässig. Ohne die Genehmigung ist die Unterbringung nur zulässig, wenn mit dem Aufschub Gefahr verbunden ist; die Genehmigung ist unverzüglich nachzuholen«.

Was bedeutet »unverzüglich«? 12, 24 oder 48 Stunden? Das Bürgerliche Gesetzbuch definiert an anderer Stelle im §121 »unverzüglich« auch »ohne schuldhafte Verzögerung«. Und so verstehen wir »unverzüglich« als »sofort« und das wiederum bedeutet: Sie schicken unmittelbar nach der Ergreifung der Maßnahme ein Fax oder eine E-Mail an das zuständige Betreuungsgericht (früher Vormundschaftsgericht). Das Gericht ist immer besetzt für Notfälle, und mit der Meldung haben Sie Ihrer Pflicht Genüge getan. Wie lange sich dann der Richter Zeit mit der Genehmigung lässt, ist allein seine Sache.

Vielleicht ist es in Deutschland an der Zeit, ein Exempel zu statuieren. Die folgenden Paragrafen sollten konsequent angewendet werden, um die Wichtigkeit der Rechtsgüter Würde, Selbstbestimmung und freie Entfaltung der Persönlichkeit wieder ins Bewusstsein zu rücken:

§ 239 Freiheitsberaubung (StGB)
Wer einen Menschen einsperrt oder auf andere Weise der Freiheit beraubt, wird mit Freiheitsstrafe bis zu fünf Jahren oder mit Geldstrafe bestraft.

Der Versuch ist strafbar

Würden alle Mitarbeitenden der für die Heimaufsicht zuständigen Behörden in Deutschland ihre Vorschriften (z. B. alter § 3 HeimG) kennen und anwenden, gäbe es keine Heime in Deutschland, bei denen 30 % der Bewohner eine Fixierung erdulden müssen: »Heime sind verpflichtet, ihre Leistungen nach dem jeweils allgemein anerkannten Stand fachlicher Erkenntnisse zu erbringen.« Wären die Mitarbeiter der Pflege auf dem aktuellen Stand der fachlichen Erkenntnisse, hätten sie mehr Handlungssicherheit und damit mehr Kompetenz eine Fixierung zu unterlassen.

§ 11 Rechte und Pflichten der Pflegeeinrichtungen (SGB XI)
Die Pflegeeinrichtungen pflegen, versorgen und betreuen die Pflegebedürftigen, die ihre Leistungen in Anspruch nehmen, entsprechend dem allgemein anerkannten Stand medizinisch-pflegerischer Erkenntnisse. Inhalt und Organisation der Leistungen haben eine humane und aktivierende Pflege unter Achtung der Menschenwürde zu gewährleisten.

Die Pflegekasse fordert zu Recht eine aktivierende und humane Pflege. Über die Vergütung dieser Maßnahme wird dann aber in anderen Paragrafen gesprochen. Die Pflegekasse hat ihren Sitz bei der Krankenkasse. Die Krankenkasse wiederum versucht Einrichtungen in Regress zu nehmen, wenn diese ihre Pflichten verletzen. Als Pflichtverletzung (Sorgfalt-/Aufsichtspflicht etc.) sehen es viele Kassen, wenn ein Pflegebedürftiger stürzt und sich Verletzungen zuzieht. Letzteres ist für viele Einrichtung der vorgeschobene Grund, warum Fixierungen vermehrt angewendet werden. Man möchte keinen Ärger mit den Kassen.

1.2 Rechtsentscheidungen

Sie und wir haben bereits mehrfach erlebt, dass unterschiedliche Richter auch sehr unterschiedliche Entscheidungen treffen. Das ist teilweise nachvollziehbar, denn jeder Fall sollte ein Einzelfall sein. Dass Richter unterschiedlich entscheiden, ist auch menschlich. Denn der eine Richter hat ähnlich gelagerte Fälle von freiheitseinschränkenden Maßnahmen vielleicht schon Dutzende Male entschieden und ein anderer Richter ist diesbezüglich ohne viel Erfahrung. Ein weiterer Richter hat selbst eine demenziell veränderte Person in seinem Umfeld und großes Verständnis für deren Freiheitsdrang. Ein anderer Richter kennt an Demenz Erkrankte nur aus der Akte.

Interessant allerdings ist, dass die Richter mitunter falsch urteilen. So stellte die »Nationale Stelle zur Verhütung von Folter« (auch »Antifolterkommission« genannt) in ihrem Jahresbericht 2018 auf Seite 34 Folgendes fest: *»im Rahmen ihrer Besuche nahm die Nationale Stelle stets auch Einsicht in die vorliegenden richterlichen Entscheidungen bezüglich freiheitsentziehender Maßnahmen. Hierbei wurden deutliche Unterschiede in der rechtlichen Bewertung einzelner freiheitsentziehender Maßnahmen festgestellt. Zudem waren Begründungen zu Entscheidungen nicht immer nachvollziehbar, in Einzelfällen bestanden erhebliche Zweifel an der Rechtmäßigkeit richterlicher Entscheidungen.«*[5]

Info
Auch wenn Richter unterschiedlich entscheiden, teilweise auch Fehler machen, so sind Entscheidungen vom Bundesgerichtshof immer richtungsweisend für alle.

Unser höchstes Gericht, der Bundesgerichtshof, fällte 2005 zwei wesentliche Grundsatzentscheidungen. Beide Entscheidungen sehen den Sturz eines Menschen als allgemeines Lebensrisiko an und in beiden Fällen er-

---

5 https://www.nationale-stelle.de/publikationen.html

kannten die Richter, dass eine Vermeidung von Stürzen mittels freiheitseinschränkender Maßnahmen nicht höher bewertet werden darf als die Selbstständigkeit der Bewohner. Zwei Urteile, die beruhigen sollten. Sie sind vom obersten Gericht gefällt, beide Male gleichlautend und haben bis heute Gültigkeit.

Entscheidung vom 28.04.2005

Im vorliegenden Fall handelte es sich um eine Bewohnerin einer Pflegeeinrichtung mit Stufe III, einer demenziellen Erkrankung und entsprechenden Verwirrtheitszuständen. Diese Frau war binnen drei Jahren dreimal gestürzt und hatte sich jedes Mal verletzt. Zwei Stürze lagen vor dem Heimaufenthalt und einer im ersten Jahr des Heimaufenthalts. Dann stürzte die Dame während der Mittagsruhe ein viertes Mal und zog sich eine Oberschenkelhalsfraktur zu. Die Krankenkasse der Dame forderte Regress und ging über mehrere Instanzen. Die Bundesrichter entschieden, dass alle Vorwürfe zurückzuweisen seien.

- Vorwurf 1: Ein Sturz ist eine Pflichtverletzung. Das sei zurückzuweisen, da auch Menschen im Heim stürzen können, ohne dass es sich grundsätzlich um eine Pflichtverletzung handelt.
- Vorwurf 2: Verletzung der Aufsichtspflicht. Dieser Vorwurf wurde entkräftet, weil die Dame gegen 13:00 Uhr zur Mittagsruhe gelegt wurde, die Klingel sei in Reichweite gewesen. Mehr hätte man nicht tun können.
- Vorwurf 3: Das Bettgitter hätte hochgezogen werden müssen. Dies wurde zurückgewiesen mit der Begründung, dass die Sicherungsmaßnahme »Bettgitter« eine genehmigungsbedürftige Maßnahme sei und das Heim keine aktuellen Hinweise darauf gehabt habe, dass diese Maßnahme jetzt zu beantragen sei.

Entscheidung vom 17.07.2005

Auch in diesem Fall handelte es sich um eine Heimbewohnerin. Die Dame war innerhalb eines Monats jeweils in der Nacht gestürzt, jeweils ohne Folgen.

Die Bundesrichter betonten sehr wohl die Obhutspflichten des Heimes zum Schutz vor körperlicher Unversehrtheit. Auch wiesen die Richter darauf hin, dass die Einrichtung verpflichtet ist, die Leistung nach dem allgemein anerkannten Stand der medizinisch-pflegerischen Erkenntnisse zu erbringen. Aber auch hier urteilten die Richter wie wenige Monate zuvor und wiesen die Klage der Kassen zurück:

- Die Tatsache dass ein Heimbewohner stürzt, erlaube nicht automatisch den Rückschluss auf eine schuldhafte Pflichtverletzung.
- Der Pflegebedürftige sei auch im Heim weiterhin selbstbestimmt.

1.2.1 Keine Haftung nach Sturz aus dem Bett

Das Landgericht Köln (Urteil vom 27.10.2020 – 3 O 5/19) sah es als erwiesen an, dass die durch einen Sturz aus dem Bett geschädigte demenzerkrankte Heimbewohnerin durch eine Fixierung noch schlechter dran gewesen wäre als mit Bettgitter. Die Sachverständige argumentierte, dass eine Fixierung aus mehreren Gründen kontraindiziert gewesen sei. Fixierungen bergen die erhebliche Gefahr von Strangulationsverletzungen. Zudem führen Fixierungen zu weiterem massiven Muskelabbau, was wiederum die Sturzgefahr erhöhe. Zudem sei nicht auszuschließen, dass die an Demenz erkrankte Heimbewohnerin versucht hätte über das Bettgitter zu steigen, was noch größere Risiken einer Verletzung berge. Wir finden: ein bemerkenswertes Urteil.

1.2.2 Es kommt nicht auf die Dauer einer Maßnahme an

in einem BGH-Beschluss vom 7. Januar 2015 (XII ZB 395/14) wird deutlich, dass ein »regelmäßiges« Hindern (im Sinne des § 1906 Abs. 4 BGB) auch dann vorliegt, wenn eine Maßnahme zur Freiheitseinschränkung stets zur selben Zeit oder aus wiederkehrendem Anlass erfolgt. Es kommt offenbar nicht auf die Dauer der jeweiligen Einzelmaßnahme an. So können dem Gericht zufolge auch kurzzeitige Beschränkungen der Bewegungsfreiheit genehmigungspflichtig sein, insbesondere dann, wenn sie regelmäßig vorgenommen werden. Kann allerdings mit hinreichender Sicherheit ausgeschlossen werden, dass der Betroffene seine Bewegungsfreiheit nicht ausüben kann, so ist die Maßnahme keine Beschränkung und es besteht für eine betreuungsgerichtliche Genehmigung kein Anlass.

1.2.3 Entscheidungsmöglichkeiten von Angehörigen und Betreuern

Genügt eine Vollmacht, um über Fixierungen zu entscheiden? Sehen Sie sich folgenden Fall an: Eine ältere Dame bevollmächtigte ihre Tochter und ihren Sohn per notarieller Vollmacht »mich soweit gesetzlich zulässig, in allen persönlichen Angelegenheiten, auch soweit sie meine Gesundheit betreffen, sowie in allen Vermögens-, Steuer- und sonstigen Rechtsangelegenheiten in jeder denkbaren Hinsicht zu vertreten und Entscheidungen für mich und an meiner Stelle ohne Einschaltung des Vormundschaftsgerichts zu treffen und diese auszuführen bzw. zu vollziehen (General- und Vorsorgevollmacht).«

Der Sohn dachte, dass diese Vollmacht genüge, um der Jahre später im Heim gestürzten Mutter ein Bettgitter und im Sessel einen Bauchgurt angedeihen zu lassen. Natürlich nur zum Schutz der Mutter, denn sie hatte sich bereits einen Kieferbruch zugezogen. Die Richter am Landgericht Heilbronn (LG Heilbronn (Lexetius.com/2012, 2981)) urteilten anders. Sie sahen § 1906 BGB mit dieser Vollmacht nicht erfüllt und wollten eine richterliche Entscheidung über die Fixierung. Der Sohn ging in Revision und hoffte beim Bundesgerichtshof auf die uneingeschränkte Anerkennung seiner Vollmacht. Aber auch der BGH verwies in seinem Beschluss vom 27.6.2012 (XII ZB 24/12) auf den § 1906 BGB:

a) Das Anbringen von Bettgittern sowie die Fixierung im Stuhl mittels eines Beckengurts stellen freiheitseinschränkende Maßnahmen im Sinne des § 1906 Abs. 4 BGB dar, wenn der Betroffene durch sie in seiner körperlichen Bewegungsfreiheit eingeschränkt wird. Dies ist dann der Fall, wenn nicht ausgeschlossen werden kann, dass der Betroffene zu einer willensgesteuerten Aufenthaltsveränderung in der Lage wäre, an der er durch die Maßnahmen gehindert wird.
b) Das Selbstbestimmungsrecht des Betroffenen wird nicht dadurch verletzt, dass die Einwilligung eines von ihm Bevollmächtigten in eine freiheitseinschränkende Maßnahme der gerichtlichen Genehmigung bedarf.

Info
Eine notarielle Vollmacht reicht im Einzelfall nicht aus, um Fixierungen rechtlich einwandfrei anzuwenden.

1.2.4 Keine Haftung, wenn Fixierung nicht angewendet wird

Eine Bewohnerin eines Heims in Coburg hatte eine richterlich genehmigte Fixierung mittels Fixierbrett am Rollstuhl. Diese Fixierung war nicht durchgängig angebracht und so stürzte die Heimbewohnerin eines Tages aus dem Rollstuhl. Das Landgericht (AZ 222O 355/13) urteilte, dass eine Fixierungserlaubnis kein Befehl sei. Daher urteilte das Gericht, dass die Klientin auch ohne Fixierung zum Essen am Mittagstisch sitzen konnte, ohne dass eine Pflichtverletzung des Heimes vorlag. Insbesondere die Situation im Speiseraum bedeute, dass es keine längere Zeit ohne Aufsicht für die Heimbewohner gäbe.

1.2.5 Sitzwache statt Fixierung

Eine sehr ungewöhnliche und unerwartete Entscheidung trafen die Richter des Sozialgerichts in Freiburg am 15. 12. 2011 (AZ S9 SO 5771/11 ER). Eine pflegebedürftige 80-jährige Frau mit schweren Psychosen, Halluzinationen und Wahnvorstellungen war nachts unruhig. Sie verließ das Bett, urinierte ins Zimmer, stuhlte ein und stürzte mehrfach. Die Pflegenden sahen die Notwendigkeit, die Frau in einer Einzelbetreuung zu schützen, das bedeutete eine Sitzwache am Bett. Tatsächlich war die Frau weniger unruhig, halluzinierte weniger und zeigte weniger Verhaltensauffälligkeiten. Stürze waren so vermieden.

Diese Sitzwache kostete Geld. Da die Dame im Heim lebte und auf Sozialhilfe angewiesen war, wurde die Kostenübernahme beim Sozialamt beantragt. Dort wies man den Antrag ab, vermutlich aus Kostengründen, und verwies auf die Möglichkeit freiheitseinschränkender Maßnahmen. Das Gericht genehmigte diese Maßnahmen. Ein Betreuer war damit aber nicht einverstanden, weil die Frau unter diesen Maßnahmen litt. Er klagte gegen das Sozialamt auf Kostenübernahme einer Einzelbetreuung in der Nacht. Das Sozialgericht Freiburg entschied, eine Fixierung sei ein zu einschneidender Eingriff in die Persönlichkeitsrechte der Frau und sie habe das Recht auf eine menschenwürdige Existenz.

Dieses Urteil ist wohl bisher einzigartig in Deutschland, hatte aber keine Klagewelle oder Kostenschwemme für die Sozialämter zur Folge. Denn klar dürfte sein, dass zunächst andere Alternativen überprüft werden müssen. Bevor also eine kostenintensive Einzelbetreuung ergriffen wird, gibt es sicher andere Varianten der Vorbeugung.

1.2.6 Ein ganzer Bezirk fast ohne Fixierungsgenhmigung

Im Gerichtsbezirk Grevenbroich begann eine Richterin bereits im Jahr 2013, Fixierungen nicht mehr zu genehmigen. Sie setzte stattdessen Verfahrenspfleger ein, die vor Ort je nach Sachlage unterschiedliche Alternativen vorschlugen. Und so schaffte es ein ganzer Bezirk, dass es so gut wie keine Fixierungen mehr gab.[6] Die Richterin »verdonnerte« Einrichtungen, die Anträge auf Fixierungen stellten, dazu, den Werdenfelser Weg (▶ Kap. 10.3.2) zu gehen. Wenn nur mehr Richter so handeln würden, statt den einfachen Weg zu gehen und vom Schreibtisch aus Freiheitseinschränkungen zu genehmigen!

Andererseits muss man auch loben: Die Zahl der freiheitseinschränkenden und sogenannten »unterbringungsähnlichen Maßnahmen« nach § 1906 BGB geht seit Jahren zurück[7]: 2012 gab es 85.132 genehmigte Freiheitseinschränkende Maßnahmen, aber schon 2017 insgesamt nur noch 51.097 Menschen in Deutschland, bei denen das Gericht über eine FEM positiv entschied. Auch einzelne Länder stechen positiv hervor. So meldete

[6] Westdeutsche Zeitung vom 11. Juli 2016

[7] Bundesamt für Justiz, Statistik Betreuungsverfahren vom 30.11.2018

NRW[8], dass aufgrund eines Bündnisses gegen Fixierungen die genehmigten FEM innerhalb nur drei Jahren von 23.700 um über 50 % gesunken seien. »Geht doch«, möchte man anmerken.

1.2.7 Bettgitteranbringung im Krankenhaus

Das Oberlandesgericht Bremen hatte als zweite Instanz nach dem Landgericht Bremen (10.06.2009 – AZ 1 O 1109/05) über die gleiche Sache zu entscheiden[9]: Ein älterer Herr stürzte im Krankenhaus aus dem Bett und zog sich Verletzungen zu. Die Ehefrau klagte für ihren Ehemann auf Schmerzensgeld. Sie behielt diesen Anspruch auch später als Alleinerbin ihres Mannes bei.

Das Landgericht Bremen wies die Klage ab, die Ehefrau ging in die nächste Instanz. Aber auch das Oberlandesgericht schloss sich dem Urteil des Landgerichts an und wies die Klage der Ehefrau auf Schmerzensgeld zurück. Die Begründung war, dass nach dem allgemeinen Krankenhausaufnahmevertrag kein Fehlverhalten der behandelnden Ärzte bzw. des Pflegepersonals vorliegen würde. Die Klägerin hatte behauptet, ihr Ehemann sei nur deshalb gestürzt, weil die Mitarbeiter der Beklagten es unterlassen hätten, ein Gitter an seinem Bett anzubringen, obwohl dies indiziert gewesen sei. Dass die Mitarbeiter der Beklagten tatsächlich verpflichtet waren, am Krankenhausbett des verstorbenen Ehemannes der Klägerin ein Bettgitter anzubringen, wurde von der Klägerin aber nicht nachgewiesen. Da somit bereits nicht festgestellt werden konnte, dass das Unterlassen der Anbringung eines Bettgitters eine Sorgfaltspflichtverletzung darstellte, kam es auf die Frage des Kausalzusammenhangs zwischen dem Sturz des Ehemannes und dem Fehlen eines Bettgitters nicht mehr an.

Die Ehefrau konnte nicht beweisen, dass ein Bettgitter erforderlich gewesen wäre. Sie konnte auch nicht beweisen, dass dieses einen Sturz vermieden hätte. Somit war nicht klar, dass das Krankenhauspersonal Pflichten verletzt hatte. Eine Beweislastumkehr, dass also das Krankenhaus beweisen

---

[8] Care Konkret Ausgabe 51/52 vom 19.12.2014

[9] OLG Bremen, 22. Oktober 2009, Aktenzeichen:5 U 25/09

musste, dass der Ehemann keines Bettgitters bedurfte, wiesen die Richter ebenfalls zurück: »*Ein Fall der Beweislastumkehr zu Lasten der Beklagten aus dem Gesichtspunkt eines sog. ›voll beherrschbaren Risikos‹ liegt hier nicht vor. Zwar war der verstorbene Ehemann der Klägerin im von der Beklagten betriebenen Krankenhaus und somit in ihrem Organisationsbereich gestürzt. Dieser Umstand allein reicht nach ständiger Rechtsprechung aber für eine Umkehr der Beweislast nicht aus.*«[10]

Info

Zu viele Leitungs- und Pflegekräfte haben Angst vor rechtlichen Konsequenzen, kennen die Rechtslage aber nicht hinreichend. Es gibt kaum Rechtsentscheidungen zu Ungunsten von Mitarbeitern, aber etliche verlorene Prozesse von Krankenkassen oder nach Schmerzensgeldforderungen.

Natürlich haben Einrichtungen und deren Mitarbeiter Sorgfaltspflichten gegenüber ihren Klienten und Kunden. Die Sorgfalts- und Obhutspflicht kann sich ergeben aus dem Vertrag (Heim- oder Pflegevertrag) mit dem Kunden. Dazu gehört beispielsweise die fachgerechte Übernahme von Tätigkeiten und Erbringung von Leistungen. So sind insbesondere die Expertenstandards zu nennen. Die Empfehlungen dieser Expertenstandards sollten eingehalten werden. Eine Nichteinhaltung erhöht das Haftungsrisiko. Fachgerecht sind auch die Beachtung der allgemeinen Verkehrssicherungspflicht, also z. B. Handläufe in den Fluren, freie Notfalltüren etc.

Die Obhutspflicht hat jedoch Grenzen. So muss die Maßnahme realisierbar und der Einrichtung sowie deren Mitarbeitern zumutbar sein. Eine 1 : 1-Versorgung im Heim ist ebenso wenig zu erwarten wie eine über die vertragsgemäße Leistungsvereinbarung hinaus erbrachte Maßnahme für

[10] Vgl. Martis R et al. (2009): Aktuelle Entwicklungen im Arzthaftungsrecht I – Aufklärungen des Patienten, Behandlungsfehler und Beweiserleichterungen.

den Pflegedienst. Wenn eine Einrichtung dennoch offensichtliche Pflichten verletzt, heißt das immer noch nicht, dass diese Pflichtverletzung schuldhaft ist. Wenn beispielsweise zwei Mitarbeiter einen Pflegebedürftigen versorgen und der dritte Mitarbeiter befindet sich bei einem anderen Pflegebedürftigen, kann man nicht gleichzeitig einen weiteren demenziell Erkrankten beaufsichtigen, der gerade unkontrolliert, in jahreszeitlich unpassender Kleidung das Haus verlässt. Im Falle eines Schadens wie einem Sturz gibt es eine ganze Reihe von Fragen, die geklärt werden muss, bevor man von einem schuldhaften Handeln sprechen kann:

1. **Der Kläger hat die Beweislast**, dass eine Pflichtverletzung vorliegt. Stürzt also ein Mensch aus dem Bett, muss der Kläger aufführen, wieso und wer welche Pflichten verletzt hat und dass das Ereignis mit anderen Maßnahmen nicht geschehen wäre. Das allein ist schon schwierig genug. Schwieriger wird es noch, wenn die Einrichtung den von der Krankenkasse zugesandten Unfallbogen nicht ausfüllt, wozu sie nicht verpflichtet ist. Dann fehlen der möglicherweise klagenden Krankenkasse schlicht die Instrumente und Informationen für eine erfolgreiche Klage.
2. **Es gibt immer Interpretationsspielräume**, sowohl was das Geschehen betrifft als auch die möglichen Vorkehrungen (z. B. kann ein hochgezogenes Bettgitter auch zum Darübersteigen anregen) oder Folgehandlungen. Es ist schlicht Richterrecht, auch wenn es relativ einschlägige und für die Pflege positive Rechtsprechungen gibt.
3. **Jeder Fall ist ein Einzelfall.** So ist z. B. vorab zu klären:
   a) Gab es überhaupt akute Hinweise auf einen möglichen Schaden? Wenn nein, sinken die Chancen auf eine erfolgreiche Klage. Niemand muss sich auf uneinschätzbare oder unbekannte Gefahren einstellen. Wenn ein Kunde noch nie unkontrolliert aus dem Haus gelaufen ist, wieso sollte man dann ausgerechnet heute damit rechnen? Wenn ein Kunde noch nie allein aus dem Bett aufgestanden ist, wieso sollte er das heute tun? Wenn ein Kunde immer allein auf Toilette geht, wieso sollte man ausgerechnet heute mit einem Sturz auf der Toilette rechnen?
   b) Wenn a) mit Ja beantwortet wird, muss klar werden, was die Beteiligten alles getan haben, um die Gefahr abzuwenden. Dabei sind die möglichen und zumutbaren Mittel auszuschöpfen. Aber bedenken Sie dabei die Abwägung der Rechtsgüter – die Freiheit der Person ist ein hohes Gut.

4. **Jeder Mensch ist selbstbestimmt.** Das bedeutet, jeder hat das Recht sich selbst zu schaden. Wir dürfen rauchen, trinken, schnell Auto fahren, bergsteigen, skifahren etc. Ihr Kunde hat die gleichen Rechte sich zu gefährden. Wenn er allein zur Toilette möchte, obwohl er schwach ist, hat er das Recht dazu.

Info

Wenn Sie klar dokumentieren, wie sich ein Klient verhält, was er kann und was er will; wenn Sie dann noch das Angebot dokumentieren, das Sie dem Klienten alternativ unterbreiten, haben Sie gut vorgesorgt. Eine fehlende oder lückenhafte Dokumentation lässt viel Interpretationsspielraum für beide Seiten. Anders herum: Eine gute Dokumentation, z. B. auch der Selbstbestimmung und des Willens des Kunden, lässt wenig Fragen offen.

Wenn Sie dann noch dokumentieren, welche Möglichkeiten, Varianten und Alternativen ausprobiert wurden und explizit dokumentieren, warum Sie auf eine Fixierung verzichtet haben, sind Sie auf der sicheren Seite. Richter Dr. Sebastian Kirsch aus Partenkirchen bezeichnet eine dokumentierte und bewusst nicht ergriffene Freiheitseinschränkung in seinem Skript als »Indiz für eine gewissenhafte Pflege«[11].

[11] Werdenfelser Weg, Gesetzestexte, S. 22

2 Rechtliche Betrachtung

2.1 Antifolterkommision

Bei dem Wort »Antifolterkommission« denkt man an Straflager, Gefängnisse, Polizeistationen, Auffanglager und vielleicht noch die geschlossene Abteilung einer Psychiatrie. Aber sicher denkt man nicht an Pflegeeinrichtungen, wenn man von einer Kommission gegen Folter liest. 2013 wurde die bestehende Liste der »Nationalen Stelle zur Verhütung von Folter« hinsichtlich zu überprüfender Institutionen um Altenpflegeeinrichtungen ergänzt. Und ab 2015 wurde in Einrichtungen geprüft. Im Namen des Justizministeriums prüft die Anti-Folter-Stelle, ob beispielsweise freiheitseinschränkende Maßnahmen in Pflegeheimen ihre Richtigkeit haben.

Die Nationale Stelle zur Verhütung von Folter beschreibt ihre Aufgaben auf ihrer Homepage wie folgt: *»Hauptaufgabe der Nationalen Stelle ist es, Besuche an Orten der Freiheitsentziehung im Sinne von Artikel 4 OPCAT durchzuführen. Sie unterbreitet Empfehlungen mit dem Ziel, die Behandlung und die Bedingungen der Personen, denen die Freiheit entzogen ist, zu verbessern und Folter und andere grausame, unmenschliche oder erniedrigende Behandlung oder Strafe zu verhindern.«*[12]

Natürlich ist es unschön, wenn eine Antifolterkommission in Pflegeeinrichtungen geht und dies auch in der Zeitung breitgetreten wird. Ist doch ein solcher Besuch wieder scheinbar ein Beweis für den schlechten Ruf

[12] www.nationale-stelle.de/besuche.html

der Altenhilfeeinrichtungen. Andererseits wäre es gut, wenn Freiheitseinschränkungen noch mehr in den Fokus genommen würden. Die Nationale Stelle zur Verhütung von Folter ist in Altenpflegeeinrichtungen tatsächlich wenig aktiv. So wurden 2019 lediglich sechs Heime in Deutschland besucht, mit dem erfreulichem Ergebnis: *»Im Rahmen ihrer Besuche hat die Nationale Stelle unter anderem Folgendes positiv bewertet: Häufig fiel in den besuchten Alten- und Pflegeheimen der wertschätzende Umgang mit den Bewohnerinnen und Bewohnern auf. Beispielsweise wurde der Bewohnerschaft durch regelmäßige Bewohnerversammlungen eine Beteiligung am Heimalltag ermöglicht und Wünsche und Ideen aufgegriffen.«*[13] Ein Jahr zuvor, dem sogenannten »Schwerpunktjahr« der Nationalen Stelle zur Verhütung von Folter, wurden bundesweit 28 Einrichtungen der Altenhilfe aufgesucht.

2.2 Testen Sie Ihr Wissen

1. Ein nicht gehfähiger Herr bekommt einen Therapietisch auf seinen Rollstuhl geklemmt. Er kann den Tisch nicht selbst entfernen. Auf dem Tisch kann er Gegenstände abstellen/ablegen.
   Der Therapietisch ist genehmigungspflichtig Ja ☐ Nein ☐
2. Ein Pflegebedürftiger zieht sich immer wieder sein Inkontinenzprodukt aus und schmiert mit Stuhlgang. Somit ist am Morgen das Bett ständig nass und der Pflegebedürftige verschmutzt.
   Der Strampelanzug oder Pflegeoverall
   ist genehmigungspflichtig Ja ☐ Nein ☐
3. Ein Ehemann bittet Sie, nachts das Bettgitter bei seiner Frau hochzuziehen. Er hat Angst, dass sie heraus fällt. Die Dame ist demenziell erkrankt und steht sonst unbeobachtet auf.
   Das Bettgitter ist genehmigungspflichtig Ja ☐ Nein ☐
4. Eine Tochter (ambulante Versorgungsituation) wünscht, dass die Haustür der pflegebedürftigen Mutter nachts abgeschlossen wird. Sie hat Angst, dass Unbefugte leicht ins Haus kommen können.
   Das Abschließen der Haustür ist genehmigungspflichtig Ja ☐ Nein ☐

[13] Nationale Stelle zur Verhütung von Folter, Jahresbericht 2019

5. Ein Pflegebedürftiger möchte sein erforderliches Herzmedikament nicht einnehmen. Sie mischen das Medikament unter den Pudding, der Pflegebedürftige isst seinen Pudding und damit auch das Medikament. Das Untermischen von Medikamenten ist genehmigungspflichtig Ja ☐ Nein ☐
6. Ein demenziell Erkrankter im Pflegeheim steht nachts immer wieder auf und geht in fremde Zimmer. Sie sperren ihn in sein Zimmer, damit die anderen Bewohner ihre Nachtruhe haben. Das Einsperren ins Zimmer ist genehmigungspflichtig Ja ☐ Nein ☐
7. Ein demenziell erkrankter Mensch ist sehr unsicher im Gehen. Damit er nicht allein aufstehen und stürzen kann, bekommt er einen Therapietisch vor den Rollstuhl. Der Therapietisch ist genehmigungspflichtig Ja ☐ Nein ☐
8. Ein nicht gehfähiger Mensch bekommt zum Schutz vor dem Herausrutschen aus dem Rollstuhl eine Sitzhose angelegt. Die Sitzhose ist genehmigungspflichtig Ja ☐ Nein ☐
9. Ein richterlich genehmigter Bauchgurt wird während der Essenszeiten und Beschäftigung nicht angelegt. Das Unterlassen einer genehmigten Maßnahme ist genehmigungspflichtig Ja ☐ Nein ☐
10. Ein demenziell Erkrankter zieht immer wieder an seiner PEG-Magensonde. Um der Gefahr der Verletzung durch Herausziehen der PEG entgegenzuwirken werden ihm die Arme festgebunden. Das Festbinden der Arme ist genehmigungspflichtig Ja ☐ Nein ☐
11. Eine pflegebedürftige Dame zieht sich nachts immer wieder nackt aus und liegt halb zugedeckt im Bett. Gleichzeitig ist das Fenster auch in der Nacht offen, da sie es so gewohnt ist. Damit sie morgens nicht völlig unterkühlt ist, ziehen Sie ihr einen Pflegeoverall über das Nachthemd. Der Pflegeoverall ist genehmigungspflichtig Ja ☐ Nein ☐
12. Eine ältere Dame kann ohne Gehhilfe nicht laufen. Sie ist in der Vergangenheit auf dem Weg zur Toilette immer wieder gestürzt. Damit sie nicht mehr allein geht sondern klingelt, stellen Sie den Gehwagen außer Reichweite. Folglich ruft oder klingelt die Frau, wenn sie zur Toilette muss. Die Wegnahme des Gehwagens ist genehmigungspflichtig Ja ☐ Nein ☐

13. Einem Mann mit Schluckbeschwerden werden die Tabletten gemörsert und unter den Brei gemischt, damit er sie besser schlucken kann
Das Untermischen von Medikamenten
ist genehmigungspflichtig Ja ☐ Nein ☐
14. Eine demenziell Erkrankte wirft immer wieder ihre Kleider vom Schrank aufs Bett oder holt sich Sachen aus dem Schrank und zieht mehrere Teile übereinander an. Damit sie nicht alles rausholt, werden ihr die Sachen morgens aufs Bett gelegt und der Schrank verschlossen.
Das Verschließen des Schranks
ist genehmigungspflichtig Ja ☐ Nein ☐
15. Damit ein Pflegebedürftiger nicht aus dem Bett fällt, wird er mit der Matratze auf den Boden gelegt. So kann er nicht mehr fallen, aber er kann auch nicht allein aufstehen.
Die Matratze auf dem Boden ist genehmigungspflichtig Ja ☐ Nein ☐
16. Ein nicht willentlich bewegungsfähiger Pflegebedürftiger bäumt sich beim Husten immer wieder auf. Dabei droht er aus dem Bett zu fallen. Zum Schutz werden beidseits Bettgitter angebracht.
Die Bettgitter sind genehmigungspflichtig Ja ☐ Nein ☐
17. Ein Rollstuhlfahrer fährt mit seinem Rollstuhl an die Treppe und will »zur Arbeit«. Sie schieben den Mann in einen anderen Flurbereich und stellen die Rollstuhlbremse fest.
Das Feststellen des Rollstuhls ist genehmigungspflichtig Ja ☐ Nein ☐
18. Eine demenziell erkrankte unruhige Dame läuft nahezu ununterbrochen, auch wenn sie müde ist und fast nicht mehr kann. Sie haben Angst, dass die Frau fällt und binden Sie jede Stunde für 15 Minuten am Stuhl fest, damit sie sich ausruhen kann. Danach lassen Sie sie wieder laufen.
Das Festmachen am Stuhl ist genehmigungspflichtig Ja ☐ Nein ☐
19. Im ambulanten Bereich steht an der Haustür eines Mietshauses »Tür bitte nach 20 Uhr abschließen«.
Das Abschließen der Tür ist genehmigungspflichtig Ja ☐ Nein ☐
20. Der Betreuer einer Pflegebedürftigen erklärt, dass sein Schützling schon mehrfach aus dem Bett oder beim Aufstehen vom Bett gestürzt sei. Zum Schutz ordnet er ein Bettgitter an.
Das Bettgitter ist genehmigungspflichtig Ja ☐ Nein ☐

Die Auflösung dieses Tests finden Sie am Ende des Buches.

2.3 Genehmigungspflichtige freiheitseinschränkende Maßnahmen

Genehmigungspflichtig sind alle freiheitseinschränkenden Maßnahmen, die gegen den Willen des Betreffenden ergriffen werden (sollen). Ist der Mensch selbst einwilligungsfähig, stellt dies keine freiheitseinschränkende Maßnahme dar. Ebenso ist eine Maßnahme zum Schutz des Betreffenden durch unwillkürliche Bewegungen nicht genehmigungspflichtig. Es gibt nur zwei Möglichkeiten, einen Freiheitsentzug rechtlich sicher durchzuführen:

1. Der Richter spricht eine Genehmigung für eine entsprechende Maßnahme aus.
2. Eine freiheitseinschränkende Maßnahme wird im rechtfertigenden Notstand ergriffen (▶ Kap. 1.1).

Zu 1) Der Richter des zuständigen Betreuungsgerichts entscheidet, welche Maßnahme über welchen Zeitraum ergriffen werden darf. Der Richter kann dies allerdings auch auf den Betreuer übertragen. So gibt es richterliche Entscheidungen, in denen der Richter das Recht, welche Maßnahme wann und wie lange ergriffen werden soll, auf den gesetzlich bestimmten Betreuer überträgt. Einen Satz müssen Sie sich bei der Entscheidung immer vor Augen halten: **Es gibt kein automatisches Vertretungsrecht von Angehörigen oder Betreuern**. Das Recht, in eine freiheitseinschränkende Maßnahme einzuwilligen, diese gar zu genehmigen, muss vom Richter an den Betreuer übertragen werden. Das Recht zur Genehmigung freiheitseinschränkender Maßnahmen ist nicht automatisch bei Vorliegen einer Vollmacht oder eines Betreuerausweises gegeben.

Zu 2) Wer im rechtfertigenden Notstand, zum Schutz von Leben und Gesundheit eine freiheitseinschränkende Maßnahme durchführt, bleibt straffrei. Das gilt aber nur, wenn die Gefahrenlage akut war und nicht nur »vermutlich« eingetreten wäre. Wer raucht, gefährdet sich potenziell. Das allein würde es nicht rechtfertigen, die Zigaretten wegzunehmen. Die Gefahr muss schon akut sein. Das ist dann der Fall, wenn jemand sehr müde ist und im Bett noch rauchen möchte. Hier steht zu befürchten, dass die Person im nächsten Moment einschläft und sich und andere in Gefahr bringt. Wenn ein Pflegebedürftiger, der unsicher geht, vom Stuhl aufsteht, ist dies nur eine potenzielle Gefahr und rechtfertigt keinen Freiheitsentzug. Wenn aber ein Pflegebedürftiger, der gar nicht gehfähig ist, mit dem Rollstuhl an eine Treppe heranfährt und behauptet, er müsse jetzt gehen, ist dies eine akute Gefahrensituation. Das rechtfertigt, dass man diesen Menschen auch gegen seinen Willen aus der Gefahrenzone herausfährt.

Fazit **Exakte Beschreibung ist unumgänglich**

Jede Ergreifung einer freiheitseinschränkenden Maßnahme in einer Gefahrensituation muss exakt beschrieben sein:

- In welcher Situation befand sich die betreffende Person?
- Welche Maßnahme wurde ergriffen?
- Auch die Alternativen und die Abwägung der Rechtsgüter sollten erkennbar sein.

Sie sollten stets geeignete Maßnahmen in Erwägung ziehen. Es hat keinen Sinn, einer sturzgefährdeten Person eine Protektorenhose anzuziehen, wenn sie zuvor auf den Kopf gefallen ist. Es ist nicht sinnvoll, ein Bettgitter anzubringen, wenn der Pflegebedürftige unruhig ist und ggf. darüber klettern kann. Jede Maßnahme, die Sie ergreifen, muss gerechtfertigt sein und auch zur dargestellten Gefahrensituation passen.

2.4 Nicht genehmigungspflichtige freiheitseinschränkende Maßnahmen

Wenn ein Mensch in eine Maßnahme, beispielsweise ein Bettgitter, selbst einwilligt, so handelt es sich **nicht** um eine freiheitseinschränkende Maßnahme. Nehmen Sie das Wort »Freiheitseinschränkung« bitte wortwörtlich. Man kann niemanden seiner Freiheit berauben, der diesen Willen nach Freiheit gar nicht hat. Dies wiederum bedeutet, dass das Hochziehen von Bettgittern bei Menschen, die keinen natürlichen Willen zur Fortbewegung haben, ebenfalls keine Freiheitsberaubung ist.

So sieht es auch das Bundesministerium für Justiz, welches diesen Passus in der durchaus empfehlenswerten Broschüre »Betreuungsrecht« von Juni 2020 (Seite 23) aufgreift: *»Eine Freiheitsentziehung ist nicht anzunehmen, wenn der Betreute auch ohne die Maßnahme gar nicht in der Lage wäre, sich fortzubewegen oder wenn die Maßnahme ihn nicht an der willentlichen Fortbewegung hindert (Beispiel: Zum Schutz vor dem Herausfallen aus dem Bett wird ein Gurt angebracht, den der Betreute aber – falls er das will – öffnen kann). Eine rechtswidrige Freiheitsentziehung liegt auch nicht vor, wenn der Betreute mit der Maßnahme einverstanden ist und er die entsprechende Einwilligungsfähigkeit besitzt.«*[14]

Wenn ein Mensch in freiheitseinschränkende Maßnahmen einwilligt, setzt dies voraus, dass er seinen Willen vertreten kann. Das heißt, dieser Mensch muss wissen, was er in diesem Moment entscheidet und welche Tragweite dies hat. Auch demenziell Erkrankte können wissen, was sie wollen. Es gibt durchaus demenziell Erkrankte, die klar wissen, dass sie zur Nacht ein Bettgitter wünschen, auch wenn sie nicht mehr wissen, was es heute Mittag zu essen gab oder welche Medikamente sie einnehmen.

Für die Einwilligung bei freiheitseinschränkenden Maßnahmen empfiehlt es sich dennoch, dass Sie zu Ihrer eigenen Sicherheit ein Protokoll anfertigen. Natürlich können Sie den Willen des Betreffenden auch in der Dokumentation festhalten. Dokumentieren Sie beispielsweise im Pflegebericht, dass Herr M. zur Nacht das Bettgitter oben haben möchte. Oder vermerken Sie dies in der Pflegeplanung/SIS®. Das reicht rechtlich zunächst vollkommen aus. Es gibt kein Gesetz, dass fordert, der Betreffende müsse diesen bekundeten Willen unterschreiben. Viele Mitarbeiter hätten aber gern alles schriftlich und möglichst unterschrieben. Aus diesem Grund sei hier ein Beispiel für einen Vordruck abgebildet (▶ Kap. 2.5).

---

[14] https://www.bmjv.de/SharedDocs/Publikationen/DE/Betreuungsrecht.html

2.5 Einwilligungsbestätigung

Kunde

Name ____________ **Vorname** ____________ **Geburtsdatum** ____________

Name der dokumentierenden Pflegekraft: ______________________________

Ort: ______________________________ Datum: ______________________________

Ich (Kunde) bin damit einverstanden, dass folgende Maßnahmen zu meinem Wohl und zu meinem Schutz, auf meinen **eigenen persönlichen Wunsch** (Achtung: Angehörige und Betreuer dürfen das nicht anordnen) angewandt werden:

Bauchgurt ☐ **Ja** ☐ **Nein**

Bettgitter ☐ **Ja** ☐ **Nein**

Therapietisch ☐ **Ja** ☐ **Nein**

Verschließen des Zimmers zur Nacht ☐ **Ja** ☐ **Nein**

Sonstiges ____

Die Maßnahme soll entsprechend meinem Gesundheitszustand und nach regelmäßiger Prüfung (alle 6 Monate), längstens jedoch bis zum:

____ angewandt werden.

Falls der Kunde keine Unterschrift mehr leisten kann:

Der Kunde ist zur Leistung einer Unterschrift körperlich nicht mehr imstande, erklärt sich aber auf entsprechende Nachfrage regelmäßig mit den oben bezeichneten Maßnahmen einverstanden.

Die Dokumentation erfolgt durch die Pflegefachkraft und zweitem unabhängigen Zeugen.

Datum/Unterschrift des Kunden ______________________________

Wir bestätigen, dass obige Erklärung vom Kunden mündlich abgegeben wurde.

______________	______________________________
Datum	Unterschrift, Funktion erster Zeuge
______________	______________________________
Datum	Unterschrift, Funktion zweiter Zeuge

Name und Anschrift des ersten Zeugen	Name und Anschrift des zweiten Zeugen

Datum nächste Evaluation ______________________________

Wenn der Betreffende Ihrer Meinung nach nicht mehr klar seinen Willen bekunden kann, so bleibt Ihnen nur eines: der Weg zum Betreuungsgericht, das die Maßnahme genehmigen kann. Die zuständigen Richter werden dann sowohl ein ärztliches Attest über die Einwilligungsfähigkeit des Betreffenden einfordern wie auch die Zustimmung des Betreuers. Wenn es noch keinen Betreuer gibt, ist es spätestens jetzt an der Zeit, eine Betreuung zu beantragen. Bitte prüfen Sie sorgsam, ob eine Betreuung tatsächlich erforderlich ist. Kein Gericht wird wegen rein körperlicher Gründe eine Betreuung verfügen. Im Folgenden (▶ Kap. 2.6) finden Sie ein Flowdiagramm, mit dem Sie prüfen können, ob eine Betreuung angezeigt ist oder nicht:

2.6 Checkliste Überprüfung der Notwendigkeit einer Betreuung

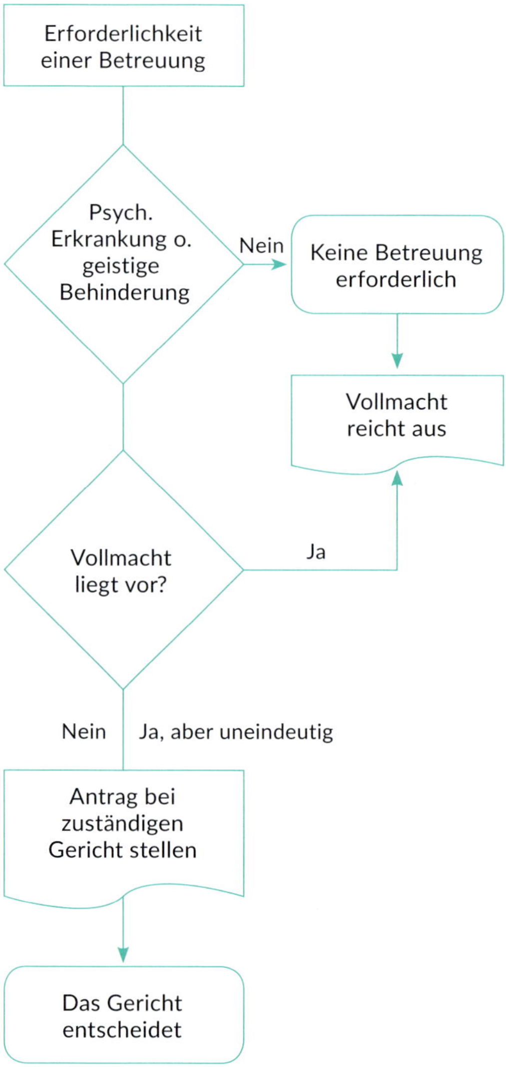

Prüfung der Erforderlichkeit

Liegt eine psych. Erkrankung oder geistige Behinderung vor? Wenn Nein, dann genügt im Bedarfsfall eine Vollmacht. Wenn Ja, dann ist zu prüfen, ob eine Vollmacht vorliegt und die erforderlichen Bereiche abdeckt.

Liegt eine dezidierte Vorsorge oder Generalvollmacht vor, genügt diese.

Liegt eine Vollmacht vor, aber diese genügt nicht, oder es besteht Unsicherheit bezüglich der Rechtssicherheit, sollte ein Antrag bei Gericht erfolgen.

Dem Gericht kann ein Betreuer vorgeschlagen werden, mündlich oder bereits durch eine Vorsorgevollmacht. Die letztendliche Entscheidung trägt der Richter.

Abb. 2: Checkliste zur Überprüfung der Notwendigkeit einer Betreuung.

Wenn die Beantragung einer Betreuung angeraten ist, können Sie folgendes Briefmuster nutzen:

Stempel /Kopf der Einrichtung

An das Betreuungsgericht

Musterstadt, 15.01.20..

Anregung einer Betreuung

Sehr geehrte Damen und Herren,
hiermit regen wir die Betreuung für unseren Klienten an:

Frau/Herrn ____________________

geb. ____________________

wohnhaft ____________________

Diese Maßnahme ist erforderlich, weil die Person seit einiger Zeit und nicht nur vorübergehend ihre eigenen Belange* in Bezug auf
☐ Gesundheitsfürsorge
☐ Vermögenssorge
☐ Aufenthaltsbestimmung
nicht mehr selbst bestimmen und versehen kann.

Der nächste uns bekannte Verwandte ist:

Frau/Herr ____________________

Verw.Grad ____________________

wohnhaft ____________________

Aus unserer Sicht ist die verwandte Person
☐ in der Lage
☐ nicht in der Lage
eine Betreuung zu übernehmen. Nähere Erläuterungen können wir gern in einem persönlichen Gespräch klären.

Für Fragen stehen wir Ihnen gern zur Verfügung.

Mit freundlichen Grüßen

Unterschrift und Stellung

* Der Richter erhält bereits mit dem Antrag auf Betreuung den Hinweis, in welchem Bereich der zu Betreuende Defizite hat.

Sie sollten auch dann einen Antrag beim Betreuungsgericht zur rechtlich sicheren Durchführung einer freiheitseinschränkenden Maßnahme stellen, wenn der Betreffende nicht in der Lage ist, sich gezielt zu bewegen und Sie unsicher bezüglich dieser Bewegungsfähigkeit oder des Willens des Kunden sind. Vor allem im Heimalltag sind die erforderlichen organisatorischen Abläufe oft unzureichend geregelt. Die Anträge werden mal von Heim- und/oder Pflegedienstleitungen, mal von Mitarbeitern des Betreuungsdienstes oder auch von Verwaltungsmitarbeitern gestellt. Die Verfahrenspfleger, Richter, Angehörigen und künftigen Betreuer haben nicht immer nur einen Ansprechpartner. Dabei läuft es durchaus nicht immer so, dass die Entscheidung vorher im Team besprochen und beschlossen wurde. Eine einheitliche Richtlinie eines Trägers macht hier Sinn.

Info

Stellen Sie im Zweifel lieber einen Antrag zu viel als einen zu wenig. Regeln Sie den organisatorischen Ablauf, sodass es stets denselben Ansprechpartner gibt. Fertigen Sie eine Richtlinie in Sachen »Antragsstellung« an.

Wenn Menschen ohne natürlichen Fortbewegungswillen oder ohne erkennbare Fortbewegungsmöglichkeit zum Schutz vor dem Herausfallen eine Sicherungsmaßnahme bekommen, ist diese in aller Regel nicht genehmigungspflichtig. Es kommt aber auch hier immer auf den Einzelfall und die korrekte Dokumentation an.

Aus der Dokumentation muss hervorgehen, welche Einschränkungen und welche Fähigkeiten die betreffende Person noch hat. Die Dokumentation muss schlüssig sein. Immer wieder erleben wir in der Beratung, dass Pflegebedürftige in der Pflegeplanung/SIS® im Bereich der Mobilität als

»immobil« beschrieben werden. Immobil bedeutet aber nichts weiter als »unbeweglich, nicht mobil«.[15]

Wieso braucht ein immobiler Mensch ein Bettgitter? Wer bei einem Menschen ohne natürlichen Fortbewegungswillen oder ohne erkennbare Fortbewegungsmöglichkeit zum Schutz vor dem Herausfallen ein Bettgitter anbringt, sollte eine vernünftige Begründung dafür haben. So gibt es beispielsweise Menschen, die sich beim Husten unbewusst und nicht willentlich aufbäumen und dabei aus dem Bett fallen könnten. Es gibt Menschen, die eine Sitzhose im Rollstuhl benötigen, weil sie nicht die Körperspannung haben, um sich aufrecht auf dem Stuhl zu halten und daher herausrutschen könnten.

Tipp

Holen Sie sich in solchen Fällen ein ärztliches Attest. Mit dieser Bescheinigung bestätigt der Arzt, dass der Betroffene zu keiner willentlichen Fortbewegung in der Lage ist und dass die Maßnahme nur vor Schaden durch unwillkürliche Bewegung schützt. Somit sind Sie als Durchführender dieser Maßnahme rundum abgesichert.

Wer eine freiheitseinschränkende Maßnahme für sich selbst ausschließen möchte, kann dies tun. Ähnlich wie in einer Patientenverfügung, in der man verbindlich erklärt, welche medizinisch-therapeutischen Maßnahmen man für sich wünscht, erduldet oder ablehnt. Für uns Autorinnen käme keine Art der Freiheitseinschränkung in Betracht. Wir nehmen für uns in Kauf, dass wir stürzen und uns verletzen können. Wir nehmen auch die Folgen von Stürzen in Kauf, auch wenn diese bleibende oder gar tödliche Folgen mit sich bringen können. Freiheit ist unser oberstes Gut, das wir durch nichts einschränken möchten. Wir haben das Recht zu stürzen und damit möglicherweise unserer Gesundheit zuwider zu handeln

[15] Vgl. Duden 2012

2.7 Checkliste Überprüfung und Einschätzung freiheitseinschränkender Maßnahmen

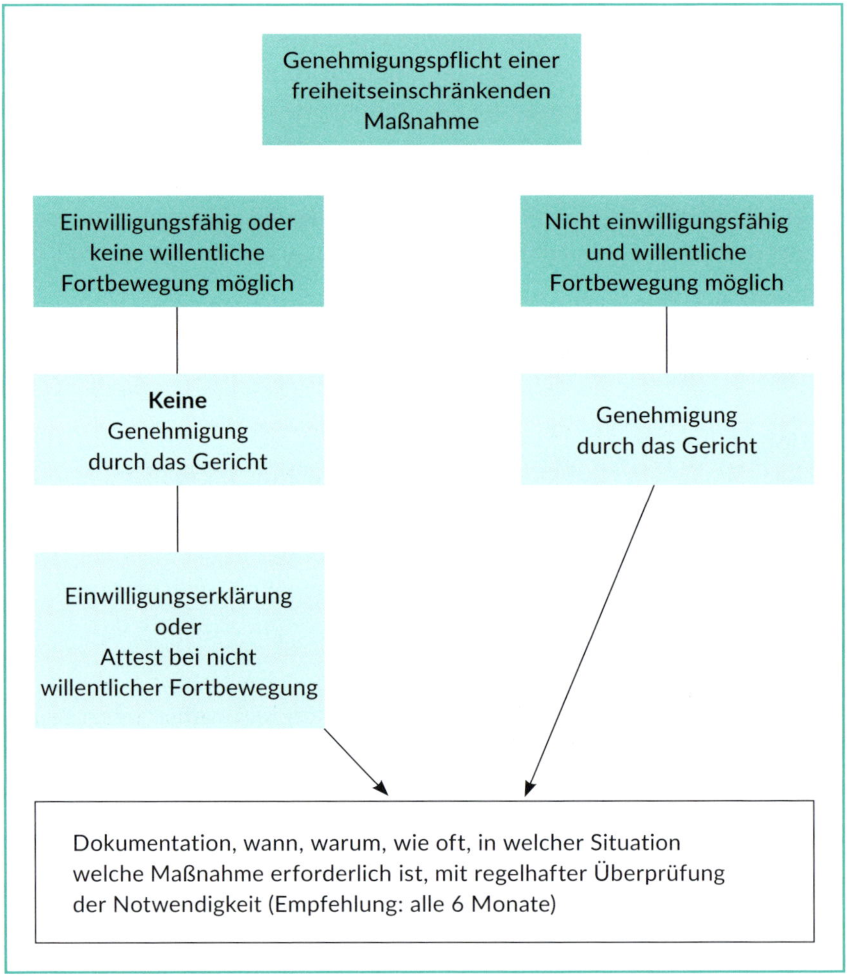

Abb. 3: Checkliste FEM.

3 Freiheitseinschränkende Maßnahmen im ambulanten Bereich

Es ist in der Rechtswelt sehr umstritten, ob und wenn ja, wie weit die Paragrafen aus dem BGB zur Regelung der freiheitseinschränkenden Maßnahmen greifen. Nimmt man den Wortlaut des § 1906 Abs. 4 Nr.1 BGB, könnte man glauben, dass freiheitseinschränkende Maßnahmen lediglich in Einrichtungen gelten: § 1906 Genehmigung des Betreuungsgerichts bei der Unterbringung (4), *»...gelten entsprechend, wenn dem Betreuten, der sich in einem Krankenhaus, einem Heim oder einer sonstigen Einrichtung aufhält...«*

3.1 Ist die ambulante Pflege ein rechtsfreier Raum?

Wenn § 1906 BGB nur in Einrichtungen gilt, wie verfährt man im ambulanten Bereich? Dr. Sebastian Kirsch (Mitinitiator des »Werdenfelser Weg«) vertritt die Meinung[16], dass es sich im ambulanten Bereich nur dann um freiheitseinschränkende Maßnahmen handelt, wenn ausschließlich professionell Pflegende für den Pflegebedürftigen zuständig sind. Wird der Pflegebedürftige zu Hause neben den Profis auch von Laien betreut, so ist deren Handeln nicht unter diesem § 1906 BGB zu sehen. Kirsch stützt sich bei seiner Aussage auf zwei Urteile, Landgericht München (AZ: 13T 4031/99) und bayerisches Oberlandesgericht (AZ: 3ZBR 132/02). Das Landgericht München urteilte, dass eine »sonstige Einrichtung« auch die Wohnung des Betreffenden sein kann, weil er dort von fremden Pflegekräften versorgt wird.

---

[16] Vgl. Unterrichtsordner Verfahrenspfleger Werdenfelser Weg, Stand: August 2012, S. 7

Das Oberlandesgericht sah dies ähnlich und urteilte, dass die Wohnung des Betreuten dann keine »sonstige Einrichtung« darstellt, wenn dieser ausschließlich von Familienangehörigen versorgt wird.

Die Richter haben sicher Recht im Sinne des Gesetzes. Aber uns Autorinnen wird unbehaglich, wenn wir sehen, wie Laien zu Hause mit dem Thema »Freiheitsentzug« umgehen und wie schnell sie auch drastische Maßnahmen wie das Verriegeln von Türen oder Bauchgurte einsetzen. Oft fehlt hier das Wissen oder der eigene Wunsch nach Sicherheit wird über die Rechte des Pflegebedürftigen gestellt. Es gibt allerdings auch Urteile, bei denen gar nicht in Frage stand, ob der Pflegebedürftige zu Hause von Laien oder Profis versorgt wurde. So entschied das Amtsgericht in Berlin Tempelhof/Kreuzberg (AZ 50 XVII G 361/98), dass das zeitweilige Einschließen eines Betreuten zu Hause durchaus eine freiheitseinschränkende Maßnahme im Sinne des § 1906 BGB darstellt und daher genehmigungspflichtig ist.

3.2 Der MDK prüft ambulant auch das Thema »Freiheitseinschränkung«

Wenn Mitarbeiter ambulanter Dienste in der häuslichen Pflege eingesetzt sind, so müssen sie wissen, zu was sie berechtigt sind oder was sie tunlichst lassen sollten. Mitarbeiter ambulanter Dienste sollten nicht etwa auf Wunsch der Angehörigen freiheitseinschränkende Maßnahmen ergreifen. Auch hier raten wir dringend, erst einmal zu prüfen, ob es sich um eine Freiheitseinschränkung handelt. Dann ist zu schauen, ob diese rechtlich einwandfrei ist. Ist sie es nicht, müssen die Mitarbeiter gemeinsam mit den Angehörigen einen für den Pflegebedürftigen guten Ansatz finden.

Der MDK prüft im Rahmen der Qualitätsprüfungen die Anwendung von freiheitseinschränkenden Maßnahmen auch im ambulanten Bereich. Auch wenn die freiheitseinschränkende Maßnahme im Prüfkatalog 2021 nur an einer Stelle (Seite 15) aufgeführt wird, auch wenn in der bevorstehenden neuen QPR ab 2022 keine Einzelfrage zur FEM gestellt wird – sie wird Thema bleiben. Zum Thema freiheitseinschränkende Maßnahmen wird der

Prüfer immer Fragen stellen. In der neuen QPR beispielsweise schon in der ersten Frage 1.1.:

»Ist ein strukturiertes Vorgehen bei der Informationssammlung und der anschließenden Planung und Vereinbarung von Maßnahmen erkennbar? Wurden die individuellen pflegerelevanten Einschränkungen, Ressourcen und Fähigkeiten erfasst?

Wurde der pflegebedürftige Mensch oder ggf. seine Angehörigen zu seiner Sichtweise bei der Informationssammlung und der Planung und Vereinbarung von Maßnahmen befragt?«

Und weiter geht es in Frage 1.2 Erfassung von und Reaktion auf Risiken und Gefahren:

»1. Hat der Pflegedienst offenkundige Risiken und Gefahren in der Pflegesituation erkannt? 2. Wurden vorliegende Risiken und Gefahren bei der Maßnahmenplanung im Pflegeprozess berücksichtigt?

3. Wurden dem pflegebedürftigen Menschen und/oder den Angehörigen bestehende Risiken und Gefahren verdeutlicht?

4. Wurden Möglichkeiten zur Vermeidung von Risiken und Gefahren aufgezeigt und der pflegebedürftige Mensch und ggf. seine Angehörigen hierzu beraten?«

4 Methoden freiheitseinschränkender Maßnahmen

Viele denken bei freiheitseinschränkenden Maßnahmen an Bettgitter oder Bauchgurt. Doch alles, was die Freiheit einschränkt, ist freiheitseinschränkend. Wenn ich also etwas möchte und ein anderer gestattet mir dies nicht, so besteht möglicherweise ein Freiheitsentzug. Nun muss man dies natürlich unter rechtlichen Bezügen sehen. Das, was ich möchte, muss statthaft sein. Ich kann nicht Dinge wollen, die die Rechte anderer verletzen. Beispielweise darf das Rauchen dort verboten werden, wo ein Rauchverbot herrscht (▸ Kap. 2). Zu freiheitseinschränkenden Maßnahmen gehört also alles, was mir möglich ist und zusteht und mir verwehrt oder woran ich gehindert werde. Die »Klassiker« sind das Bettgitter oder der Bauchgurt. Aber es gibt noch viele weitere Varianten.

4.1 Schuhe/Kleidung wegnehmen oder im Schrank unzugänglich verschließen

Viele Pflegekräfte oder auch pflegende Angehörige sind genervt, wenn ein Mensch mit Demenz sich dauernd aus- oder anzieht, seinen Schrank »ordnet« oder verschmutzte Kleidung zwischen die saubere Wäsche legt. Zunächst bleibt aber der Grundsatz, dass jeder mit seiner Wäsche so umgehen kann, wie er möchte, solange er die Rechte anderer nicht verletzt. Jeder Mensch kann in seinen Schrank legen, was er möchte; er kann so oft an seinen Schrank gehen und diesen »ordnen« oder umräumen, sich bedienen etc. wie es ihm beliebt.

Sind Sie anderer Meinung? Wie wäre es, wenn jemand zu Ihnen nach Hause kommt und für Sie entscheidet, was Sie noch dürfen, was Sie wann anziehen, was Sie wann zu wechseln haben. Sie finden das unerhört? Ja, genau das ist es. Viele Pflegekräfte spielen sich als Alleinherrscher auf und entscheiden über andere Menschen, nur weil diese vermeintlich nicht mehr wissen, was gut für sie ist. Wissen wir das immer, wo wir doch fast alle zu wenig Sport treiben, uns ungesund ernähren oder gar rauchen?

Wenn ein demenziell erkrankter Mensch seine Kleidung wechselt oder mehrere Teile übereinander anzieht, so fragen Sie sich doch bitte, warum er das macht. Machen Sie sich Gedanken um diese Person und weniger darum, wie Sie diese gefügig machen. Wer Kleider hortet, keine Kleidung zur Schmutzwäsche gibt, mehrere Teile übereinander anzieht, hat möglicherweise Angst, dass etwas wegkommt oder er im Notfall nicht alles zusammen hat. Was ist gerade in Pflegeeinrichtungen nicht schon alles weggekommen? Der Klient gibt heute ein Stück in die Wäsche und sieht es erst einmal eine ganze Weile nicht wieder. Übermorgen vermisst der Klient aber genau dieses Kleidungsstück. Da ist es wenig tröstlich, wenn Sie antworten, dass die Wäsche nächsten Dienstag kommt. Der Mensch mit Demenz denkt: »Was ist nächste Woche? Was für ein Tag ist heute und wieso ist meine Wäsche weg? Wo ist sie hin? Wer hat sie und warum?« Andere Klienten möchten möglichst alles am Leibe tragen, was sie besitzen, so wie sie es viele Jahre in und nach der Kriegszeit, womöglich auf der Flucht, auch tun mussten.

Zeigen Sie doch bitte mehr Verständnis für die Notlage Ihrer Klienten. Versuchen Sie Lösungswege zu finden. Wer seine schmutzige Wäsche nicht einfach so herausgibt, mit dem kann gehandelt werden: zwei schmutzige Unterhosen gegen zwei saubere. Viele ältere Menschen kennen den Tauschhandel von früher. Im Notfall muss es für den Klienten auch möglich sein, einmal etwas am Waschbecken auswaschen zu dürfen. Das entspricht nicht unserer Vorstellung von Sauberkeit, aber wir sind nicht der Nabel der Welt und wir sollten langsam aber sicher anfangen, unser Leitbild »Der Mensch steht im Mittelpunkt, besitzt Würde und Selbstbestimmung« mit Leben zu erfüllen.

4.2 Pflegeoverall oder Strampelanzug

Pflegeoverall ist eine harmlos klingende Bezeichnung für eine Einschränkung der Freiheit, zumindest aber der Persönlichkeitsrechte. Denn die Betroffenen können sich in einem solchen Pflegeoverall oder Strampelanzug nicht anfassen, wo sie wollen oder sich an- bzw. auskleiden, wie sie wollen etc. Genau das ist ja der Sinn dieser Overalls und Pflegeanzüge. Der Pflegebedürftige soll sich weder an seinen Intimbereich fassen noch ausziehen können. Es geht bei diesen Stramplern also darum, den Pflegenden das Leben zu erleichtern. Es geht nicht um die Würde und Selbstbestimmung des Pflegebedürftigen. Wer von uns hat sich noch nicht an bestimmten Körperstellen gekratzt? Wie viele Pflegebedürftige haben Juckreiz im Intimbereich, brennende Hämorrhoiden oder ähnliches? Durch diese Anzüge ist es ihnen nicht einmal möglich, sich zu kratzen, wann und wo sie es wollen.

Art 2 Grundgesetz (GG): Jeder hat das Recht auf freie Entfaltung seiner Persönlichkeit.

Wir vertreten die Meinung, dass Overalls oder Strampelanzüge zumindest einen Eingriff in die Persönlichkeitsrechte des Menschen darstellen. Viele Richter sehen das in Deutschland leider anders. Sie winken meist Pflegeoveralls oder Strampelanzüge als nicht genehmigungspflichtig durch. Bevor Sie zum vermeintlich harmlosen Pflegeoverall greifen, machen Sie sich bitte Gedanken darüber, warum sich der Pflegebedürftige in die Hose greift. Das kann ggf. auf Hämorrhoiden, Unterleibsbeschwerden oder Juckreiz hindeuten. Ein Overall verbessert daran nichts.

4.3 Medikamente

Sedierende Medikamente werden aus den gleichen bzw. ähnlichen Gründen eingesetzt wie mechanische Maßnahmen, um:

- die Pflege zu erleichtern,
- unruhige Menschen weniger umtriebig zu machen,
- Menschen vermeintlich »zu schützen«.

Was wir von diesem vermeintlichen Schutz der Pflegebedürftigen halten, bringen wir in diesem Buch auch an anderen Stellen klar zum Ausdruck. Auch bei den Medikamenten sehen wir sehr unterschiedliche Möglichkeiten des Einsatzes. Viele Pflegende sind sich der unterschiedlichen Wirkungsweise von Sedativa, Neuroleptika und Psychopharmaka gar nicht bewusst. Ebenso wenig kennen sie die Nebenwirkungen und die mögliche Genehmigungspflicht dieser Präparate. Dabei ist der Einsatz dieser sedierenden Mittel als freiheitseinschränkende Maßnahme im § 1906 Abs. 4 BGB klar deklariert. Dort heißt es, dass »durch mechanische Vorrichtungen, Medikamente oder auf andere Weise über einen längeren Zeitraum oder regelmäßig die Freiheit entzogen werden soll.« Medikamente, die zum Freiheitsentzug eingesetzt werden, sind folglich genehmigungspflichtig.

Und da insbesondere Menschen mit Demenz diese Psychopharmaka erhalten, ist davon auszugehen, dass diese Klienten nicht wissen, was sie da einnehmen. Und wenn die Einnahme wiederum eine Ortsfixierung zur Folge hat, sollte man das Betreuungsgericht informieren.

Leider ist der rechtsfreie Raum im Bereich der Medikation größer als bei allen anderen, insbesondere mechanischen Maßnahmen. Viele Ärzte argumentieren beim Einsatz von sedierend wirkenden Mitteln mit dem »therapeutischen Zweck« und deklarieren die freiheitseinschränkende Wirkung zur Nebenwirkung. Diese Aussage mag in manchen Fällen zutreffen. So sind beispielsweise Schmerzmittel oftmals sedierend. Um den Menschen möglichst schmerzfrei zu bekommen, muss die Dosis mitunter entsprechend hoch sein und die unerwünschte sedierende Nebenwirkung wird in Kauf genommen.

Der größte Teil der Menschen, die Psychopharmaka bekommen, erhalten diese jedoch nicht zu therapeutischen Zwecken mit der Nebenwirkung »Ruhigstellung«, sondern umgekehrt. Die sedierende Wirkung ist ausdrücklich erwünscht, wenn der Heimbewohner die Nachtruhe stört, weil er ruft, oder wenn der umtriebige demenziell Erkrankte in fremde Zimmer geht und andere Mitbewohner stört, oder wenn der Pflegebedürftige nachts zu Hause umherläuft und die Nachtruhe der Angehörigen stört.

Besonders zu beachten sind hier auch die ärztlichen Verordnungen »bei Bedarf« und wie der Bedarfsfall hinterlegt ist. Damit wird den Pflegenden mitunter freie Hand zum Einsatz hochwirksamer Medikamente gegeben. Wenn in der Bedarfsmedikation steht »Melperon bei Bedarf« oder »Melperon bei Unruhe«, ist dies sehr dehnbar. Wann ist der Bedarfsfall eingetreten? Wann ist eine »Unruhe« eine »Unruhe«, die die Gabe von Sedativa oder Psychopharmaka rechtfertigt?

Überprüfen Sie einmal, wer die im Bedarfsfall verordneten Medikamente verabreicht. Die Münchner Heimaufsicht untersuchte 2010 und 2011 bei insgesamt 6394 Heimbewohnern den Einsatz von Psychopharmaka.[17] Bei einem Großteil der Bewohner waren Psychopharmaka bei Bedarf verordnet, in 44 % der Fälle wurde dieser Bedarf auch gesehen. Die meisten Gaben der Bedarfsmedikation fanden sich in den Abend- und Nachtstunden, nämlich bei 74 % aller Bewohner. Dies allein weist auf den sedierenden Zweck hin. Die Heimaufsicht sah sich auch die Begründungen für die Bedarfsmedikation an und fand bei fast einem Viertel keine Indikationsangabe. Das bedeutet, die Mitarbeiter hatten völlig freie Hand. Bedenkliche Formulierungen bei der Indikationsangabe waren u. a.:

1. Bei Weglauftendenz
2. Bei Grübeln
3. Vor dem Duschen
4. Bei Bettflucht
5. Bei Ablehnung der Pflege

[17] Artikel »Umgang mit Psychopharmaka in München« in: Care Konkret vom 1.2.13

Neben den Psychopharmaka haben wir auch schon von Fällen gehört, bei denen Klienten blutdrucksenkende Mittel verabreicht wurden. Die Dosierung war so hoch, dass dem Klienten schwindelig wurde und er daher sitzen blieb. Auch das ist eine Methode, jemandem die Freiheit der freien Fortbewegung einzuschränken. Wir sind mit unserer Meinung nicht allein. So schreiben Klie und Hoffman in ihrem Buch[18]: *»Es kommt in der Bewertung einer Maßnahme als freiheitsentziehende nicht darauf an, ob sie als solche bezweckt ist oder nicht, die tatsächliche potenzielle Wirkung reicht zur Qualifizierung als freiheitsentziehende Maßnahme in der rechtlichen Bewertung als unterbringungsähnliche Maßnahme i.S.d. § 1906 Abs. 4 BGB aus.«*

Wie bei allen anderen freiheitseinschränkenden Maßnahmen auch sollten Sie die Ursache suchen, statt nur auf die Behandlung zu setzen. Warum läuft ein Mensch bis zur Erschöpfung? Wieso will er ständig nach Hause? Weshalb ist er permanent auf der Suche?

Zudem müssen Sie sich vergegenwärtigen, welche Nebenwirkungen Psychopharmaka haben können. Da werden Neuroleptika wie z. B. Melperon eingesetzt und man wundert sich, warum der Bewegungsdrang nicht geringer wird. Es werden Antidepressiva wie Serotonin eingesetzt und man wundert sich über den nächsten Sturz, der durch die Schwindelanfälle verursacht wurde, genauso wie durch Tranquilizer.

4.3.1 Medikamente und ihre häufigsten Nebenwirkungen

»**Neuroleptika**: *sog. ›extrapyramidal-motorische Symptome‹, also vom Zentralnervensystem ausgehende Bewegungsstörungen (›Dyskinesien‹). Diese können kurz nach Behandlungsbeginn z. B. als Zungenschlund- und Blickkrämpfe auftreten oder sich erst nach längerer Einnahme manifestieren. Daneben kann es auch zu starkem Bewegungsdrang und Parkinsonsyndrom, außerdem zu ähnlichen Beschwerden wie bei den Antidepressiva kommen.*

[18] Hoffmann B & Klie T (Hrsg.) (2004): Freiheitsentziehende Maßnahmen: Unterbringung und unterbringungsähnliche Maßnahmen in Betreuungsrecht und -praxis. Müller Jur. Vlg. C.F., S. 91

Antidepressiva: *Trockenheit von Schleimhäuten, Verstopfung, Gewichtszunahme, niedriger Blutdruck, Herzrhythmusstörungen, Zittern, Lust- und Potenzstörungen, Halluzinationen.*

Tranquilizer: *Unerwünschte Wirkungen sind Müdigkeit, Schwindel, Benommenheit, eingeschränktes Reaktionsvermögen, bei Älteren auch Erregungszustände und Verwirrtheit. Die meist verwendeten Wirkstoffe – Benzodiazepine (z. B. Valium®) – bergen bei längerer Einnahme die Gefahr der Abhängigkeit und dürfen deshalb nur zeitlich begrenzt verordnet und eingenommen werden. Wirkung und Nebenwirkungen werden verstärkt bei gleichzeitiger Einnahme von Alkohol oder manchen Schmerzmitteln. Werden größere Mengen eingenommen, besteht die Gefahr einer evtl. tödlichen Vergiftung.*

Phasenprophylaktika: *Lithium muss regelmäßig und unter engmaschiger Blutkontrolle eingenommen werden, da therapeutische und giftige Dosis nah beieinander liegen. Unerwünschte Wirkungen sind z. B. Übelkeit, Mundtrockenheit, Muskelschwäche und -zittern, Gewichtszunahme, Kropf.*«[19]

4.4 Überwachung

Kameras an den Eingangstüren; akustische Signale, wenn jemand kommt oder geht; GPS (Global Positioning System) in Chips von Schuhen oder Kleidungsstücken, sodass eine Person geortet werden kann – All diese Geräte dienen der Überwachung von Menschen. All diese Geräte sollen zum Schutz von Menschen sein. Es gibt aktuell aber keine Studie, die belegt, dass der Einsatz solcher Überwachungsmethoden auch nur einen einzigen Sturz verhindert hätte. Diese Überwachungsmethoden stellen an sich keine Einschränkung der Freiheit dar. Sie überwachen zwar, wer kommt oder geht, hindern aber nicht daran, einen Raum oder ein Gebäude zu betreten oder zu verlassen. Dies wiederum übernehmen dann die alarmierten Pflegekräfte.

---

[19] www.gesundheit.de/medizin/medikamente/wirkstoffe/psychopharmaka

Info
Überwachungsgeräte an Strafgefangenen (Fußfesseln) sind immer genehmigungspflichtig, Ortungschips an Bewohnern von Pflegeeinrichtungen allerdings nicht zwingend.

Die Überwachung ist jedoch ein Eingriff in die Persönlichkeitsrechte. Diese Diskussion verfolgen wir aktuell, wenn es um einen ganz anderen Einsatzbereich geht, den der Polizei beispielsweise. Wir alle kennen die Toll Collect-Anlagen auf den Autobahnen. Diese Anlagen erfassen mautpflichtige LKW's. Diese Anlagen können grundsätzlich aber jedes Nummernschild lesen und die Daten weiterleiten. Aber das ist untersagt. Selbst bei der Suche nach Straftätern dürfen diese Anlagen nicht für polizeiliche Ermittlungen eingesetzt werden. So weit geht das Persönlichkeitsrecht eines jeden Bürgers.

Wir dürfen nicht ohne unser Wissen überwacht werden, nicht ohne Anlass und rechtlichen Hintergrund. Das gilt auch für andere Überwachungen, z. B. durch Kameras. In den meisten Bundesländern ist es der Polizei verboten, z. B. Demonstranten mit Helikopter-Kameras zu beobachten, weil auch dies einen Eingriff in die Persönlichkeitsrechte darstellt. Jedes Warenhaus muss vor dem Eingang darauf hinweisen, dass Aufzeichnungen über die Besucher gemacht werden. So kann sich jeder, der das Gebäude betritt, entscheiden, ob er gefilmt werden möchte oder lieber zu einem anderen Geschäft geht, in dem diese Art der Überwachung nicht stattfindet. Das gilt auch für öffentliche Plätze, U-Bahnhöfe etc. Jede Überwachung außerhalb der eigenen vier Wände muss einen Anlass haben, angezeigt und genehmigt werden. Das gilt für jeden Bürger in Deutschland, für Heimbewohner aber offensichtlich nicht immer. Da empfinden es die meisten als nicht tragisch, wenn diese per GPS oder anderen Überwachungssystemen überwacht werden. Die seit Sommer 2013 geführte Diskussion um die Überwachung unserer Telefon-, Handy- und Internetdaten durch den amerikanischen Geheimdienst zeigt die Doppelmoral der Bevölkerung: Viele regen sich auf und gehen auf die Straße, weil sie ihre Daten überwacht sehen und dies als Eingriff in die Persönlichkeitsrechte werten. In immer mehr Pflegeeinrichtungen in Deutschland werden Menschen aber auf Schritt und Tritt überwacht und niemand nimmt hiervon Kenntnis. Im Gegenteil, Angehörige, Mitarbeiter, Vorgesetzte, die ihre eigenen Daten als unantastbar betrachten, sehen beim alten Menschen den freien Willen der Fortbewegung als weniger schützenswert. Aus unserer Sicht müssten die Gerichte hier schärfer durchgreifen, zumindest aber mit dem gleichem Maß messen wie auf der Straße oder in Warenhäusern.

Die Realität sieht so aus: Die Industrie bietet Überwachungen für Pflegeheime an. Heime haben im Außenbereich Lichtschranken installiert. Beim Übertreten des Bereichs gibt ein Gerät, das der Pflegebedürftige bei sich trägt, ein Signal und er kann zurückgeholt werden. Es gibt Ortungsgeräte, die nur eingesetzt werden, wenn jemand vermisst wird, um ihn schneller zu finden. Es gibt die »totale Überwachung« mittels Chip im Schuh, der die Wege aufzeichnet und Alarm schlägt, wenn »unbefugte« Bereiche wie die Haustür etc. überschritten werden. Im fürstenbergischen Hüfingen gibt es sogar ein sogenanntes »Intelligentes Heim«. So zumindest wurde es als Modellprojekt betitelt.[20] Das Haus wurde so konzipiert, dass jeder Bewohner einen Chip besitzt und das Transpondersystem allen Bewohnern, die nicht unbeaufsichtigt gehen dürfen, die Türen vor der Nase verschließt. Nur wenn der Transponder eine berechtigte Person erkennt, öffnet sich die Tür. Das mag für die eigene Zimmertür im Hotel noch gut vorstellbar sein. Aber in einer Pflegeeinrichtung stellt dies aus unserer Sicht eine nicht hinnehmbare Selektion dar. Übrigens: Das »intelligente Heim« ist ein nominiertes Modellprojekt.

Es wird einerseits die Ansicht vertreten, dass der Mensch mit Chip im Schuh sich damit frei bewegen könne: Außerdem sei es keine Einschränkung der Freiheit, ihn dann zu überreden, doch wieder mit ins Haus zu kommen. Andere argumentieren, dass hier sehr wohl eine freiheitseinschränkende Maßnahme vorliegt, da der Betroffene keine Chance hat, sich frei zu bewegen. Zumindest aber ist diese Form der Überwachung ein Eingriff in das

[20] Vgl. Heeg S & Volpp H (2008): Intelligente Technik hilft Bewohnern und Personal. Altenheim 48/2008, Nr. 6, S. 40 ff.

Persönlichkeitsrecht. Sie müssen sich also die Mühe machen, beim zuständigen Gericht anzufragen und sich dessen Meinung schriftlich bestätigen lassen. Denn die Gerichte sind sich in Deutschland durchaus nicht einig, wie es sich mit der Überwachung von Menschen in unserem Staat verhält:

- AG Hannover (AZ 62 XVII L8) 1992: Die Ausstattung des Betroffenen mit Senderanlagen (Personenortungsgeräten) verstößt gegen die Menschenwürde.
- AG Bielefeld (AZ 2 XVII B 32) 1996: Der Einsatz von Personenortungsgeräten ist genehmigungsfähig und genehmigungspflichtig. Die Genehmigungspflicht besteht für offene und geschlossene Einrichtungen.
- AG Stuttgart (AZ XVII 101/96) 1996: Sender, die der Feststellung dienen, wann ein Heimbewohner ein offen geführtes Heim verlässt, unterliegen der Genehmigungspflicht.
- OLG Brandenburg (AZ 11Wx 59/05) 2006: Das Einlegen eines Senderchips in die Schuhe des Betroffenen ist nicht genehmigungspflichtig, denn die elektronische Ortung ist keine Freiheitseinschränkung.
- AG Coesfeld (AZ 9 XVII 214/06) 2006: Die Ausstattung eines nicht orientierten Heimbewohners mit Ortungssendern stellt keine freiheitseinschränkende Maßnahme dar, da der Betroffene in der Bewegungsfähigkeit nicht beeinträchtigt wird.
- AG Meißen (AZ 5x 25/07) 2007: Das Anbringen von Sicherheitschips in Schuhen oder Kleidung ist nicht genehmigungsbedürftig.
- LG Ulm (AZ 3 T 54/08) 2008: Wenn ein Ortungschip gewährleisten soll, dass ein Heimbewohner am unbeabsichtigten Verlassen des Hauses gehindert werden soll, so kann nicht ausgeschlossen werden, dass zur Zurückhaltung auch körperliche Gewalt angewendet wird. Der Chip ist somit genehmigungspflichtig.

Tipp

Die Mühlen der Rechtsprechung drehen sich unentwegt, aber nicht immer in die gleiche Richtung. Wir empfehlen: Fragen Sie im Zweifel das Gericht lieber einmal mehr als einmal zu wenig.

4

4.5 Trickschlösser an Türen

Es gibt Zahlenschlösser, Drehknäufe oder andere Vorrichtungen, die Menschen mit Demenz nicht verstehen und die sie daran hindern, eine Tür zu öffnen. Nach unserem Dafürhalten sind solche Maßnahmen freiheitseinschränkend. Der Mensch, der diese Tür nicht öffnen kann, weil er die Vorrichtung nicht versteht, wird seines freien Bewegungsdrangs beraubt. Die meisten Menschen denken, dass solche Maßnahmen einfache und harmlose Tricks sind, um jemanden am Verlassen einer Einrichtung oder einer Wohnung zu hindern. Ambulant findet sich häufig eine umgedrehte Türklinke, die nur schwer heruntergedrückt werden kann. Oder es wird die Türklinke durch einen Knauf ersetzt, der schwer zu drehen ist.

Wichtig **Achtung: freiheitseinschränkend!**

Immer, wenn ein Mensch beim Ausüben seiner Bewegung und seines freien Willens gehindert wird, handelt es sich um eine freiheitseinschränkende Maßnahme.

4.6 Therapietische

Ähnlich wie Fixierungsgurte wirken auch sogenannte Therapietische vorm Rollstuhl oder auf dem Bett. Wer ein solches Brett oder einen Tisch ohne Genehmigung anbringt, um einen Menschen daran zu hindern, aufzustehen, handelt gegen das Gesetz. Dabei scheint der Therapietisch natürlich ein milderes Mittel zu sein als ein Fixierungsgurt. Die Wirkung bleibt aber die gleiche (▶ Kap. 4.9).

Therapietische haben natürlich ihre Berechtigung. So ist es manchmal zu umständlich für den Klienten, am Tisch zu sitzen, oder im häuslichen Bereich sind die Möbel nicht zum Unterfahren mit dem Rollstuhl geeignet. Therapietische sind aber nur dann eine Therapie, wenn der Klient dadurch nicht in seiner Freiheit eingeschränkt wird, sondern den Therapietisch als Ablage nutzen kann. Beispielsweise zum Abstellen von Getränken, Nahrungsmitteln, Zeitung, Taschentüchern etc.

4.7 Bettgitter

Bettgitter werden von uns konsequent als solche bezeichnet. Den verharmlosenden Begriff »Bettseitenteile« lehnen wir ab. Diesen Abschnitt möchten wir mit einer sehr guten richterlichen Entscheidung beginnen: *»Bei der Anhörung muss das Gericht immer wieder feststellen, dass im Bett eingegitterte Heimbewohner diese Situation als menschenunwürdig und emotional äußerst belastend erleben. Aussagen Betroffener, sie fühlen sich ›wie ein Pferd im Stall‹, sie müssten ›sich nachts die Beine zusammenpetzen‹, weil das Personal zu spät zu Hilfe komme, wenn sie nachts die Toilette aufsuchen wollten, geben beredte Auskunft sowohl über Situationen des Eingegitterten als auch den Personalnotstand – insbesondere nachts – der Heime.«*[21] Diese Urteilsbegründung eines Richters stammt von 1988. Heute, hat er immer noch recht. Bettgitter sind teils menschenunwürdig, für den Betreffenden emotional belastend und leider immer noch oft anzutreffen.

4

Hinweis

Bettgitter sind die freiheitseinschränkenden Maßnahmen, die in Deutschland am häufigsten im Pflegealltag angewandt werden, sowohl stationär als auch ambulant.

Es gibt Menschen, die sich ein Bettgitter wünschen, weil sie sich dann nachts sicherer fühlen, vor allem, wenn sie bereits einmal aus dem Bett gefallen sind und sich dabei verletzt haben. Pflegebedürftige können sogar ein Bettgitter nutzen, um sich ein Stück Mobilität zu erhalten. Sie können sich daran festhalten, um sich im Bett zu drehen. Das sind wohl die unproblematischen Fälle. Der Wunsch des Pflegebedürftigen wird akzeptiert und entsprechend dokumentiert (▶ Kap. 2).

[21] https://www.werdenfelser-weg-original.de/ag-frankfurtm-beschluss-v-26-08-1988-40-viii-b-27574/

4.7.1 Bettgitter dürfen von Richtern nicht generell als »genehmigungsfrei« bezeichnet werden

Immer wieder erleben wir im Alltag sogenannte »Freibriefe« von Richtern. Da wird eine Einrichtung »ermächtigt«, die Bettgitter hochzuziehen, wenn z. B. der Abstand zwischen Matratze und dem Ende des Bettgitters nicht mehr als »xy cm« betrage. Andere Richter erlauben generell das Hochziehen von Bettgittern, da es sich um eine Schutzmaßnahme handele. Das Amtsgericht Köthen sagte, dass »*... die in den Heimen des Gerichtsbezirks verwendeten Schutzmaßnahmen vor dem Herausfallen keine genehmigungspflichtigen Maßnahmen darstellen, da sie lediglich Schutz vor dem Herausfallen bieten, ohne jedoch die Freiheit der Betroffenen ein[zu]schränken.*« Also musste in diesem Bezirk keine Genehmigung beantragt werden. Unfassbar. Aufgedeckt hatte das die Antifolterkommission und veröffentlichte dazu auf Seite 37 in ihrem Jahresbericht 2018 folgende Statement: *»Die rechtliche Bewertung des Amtsgerichts missachtet, dass auch Bettgitter eine freiheitsentziehende Maßnahme darstellen können. Ferner widerspricht sie der gesetzlichen Pflicht, Maßnahmen nicht pauschal, sondern nach den Umständen des Einzelfalls zu bewerten.«*

4.7.2 Bettgitter bei sehr unruhigen Menschen

Bei unruhigen Menschen kann ein Bettgitter natürlich einen Sturz aus dem Bett verhindern. Doch es birgt genauso viele Gefahren: Wenn ein Mensch aus dem Bett fällt, tut er sich mit relativer Sicherheit weh. Wenn er **über** das Bettgitter steigt, ist die Gefahr einer Verletzung jedoch nicht minder hoch. Genauso hoch wie die Verletzung durch das Bettgitter. Häufige Verletzungen sind auch zu beobachten, weil unruhige Pflegebedürftige ihre Beine zwischen die Bettgitter stecken und Druck- und Schürfwunden davontragen. Schlimmstenfalls kommt es zu Bänderdehnungen oder gar Frakturen der Beine und Arme. Wenn Sie ein Bettgitter einsetzen, müssen Sie zumindest ausschließen, dass der Klient sich durch die Streben verletzt. Das wiederum kann bedeuten, dass der Klient nicht einmal mehr einen freien Blick ins Zimmer hat, wenn er auf der Seite liegt.

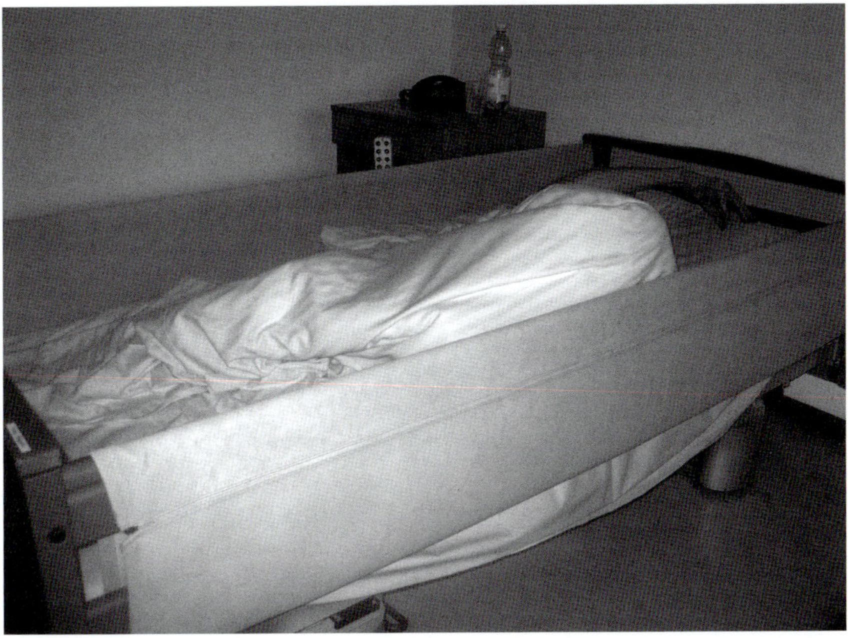

Abb. 4: Ein Bettgitter – Schutz oder eher Verletzungsrisiko?

Bettgitter können sogar lebensgefährlich sein. Andrea Berzlanovich, Rechtsmedizinerin in Wien, hat in Deutschland Todesfälle nach Fixierungen untersucht.[22] Sie beschrieb bei einem Vortrag einen Fall, bei dem eine Frau trotz der Fixierung mit Bauchgurt aus dem Bett kommen wollte. Sie rutschte unter das Bettgitter und starb. Der Gurt hatte sie noch zusätzlich festgehalten. Der Abstand zwischen Matratze und Bettgitter betrug neun Zentimeter. Die Frau war 1,50 groß und wog 43 kg!

Oft wird argumentiert, dass Pflegekräfte nicht genügend Zeit haben, um sich um unruhige Klienten zu kümmern und deshalb Bettgitter oder auch Gurte anwenden. Der Einsatz von freiheitseinschränkenden Maßnahmen bedarf jedoch einer sehr engmaschigen Aufsicht und Beobachtung. Er spart

[22] Berzlanovich AM et al. (2012): Deaths due to physical restraint. Dtsch Ärztebl Int 20112; 109(3): 27–32. DOI: 10.3238/arztebl.212.0027 https://www.aerzteblatt.de/archiv/118941/Todesfaelle-bei-Gurtfixierungen

somit keine Zeit. Die erforderliche verstärkte Beaufsichtigung der fixierten Menschen ist jedoch eine Maßnahme, die in Pflegeeinrichtungen am wenigsten wahrgenommen wird. Auch hierzu schilderte Andrea Berzlanovich in den von ihr untersuchten Todesfällen nach Fixierung einen Fall: Der Tote lag 12,5 Stunden im Bett, bevor ein Pfleger nach ihm sah. Es gibt aber sowohl in den Pflegeeinrichtungen als auch in Krankenhäusern und zu Hause Menschen, die völlig bewegungsunfähig sind und bei denen trotzdem an beiden Seiten des Bettes das Bettgitter hochgestellt ist. Nachfragen ergeben immer ein überhöhtes »Sicherheitsbedürfnis« – der Mensch **könnte** ja aus dem Bett fallen.

4.7.3 Einsatz einer Wechseldruckmatratze

Das Sicherheitsbedürfnis besteht aber auch beim Einsatz von Wechseldruckmatratzen. Wenn auf eine normale Matratze noch eine Wechseldruckmatratze kommt, liegt der Klient ein Stück höher. Somit steigt die Angst, er könne herausfallen. Nicht wenige Pflegedienst- und/oder Wohnbereichsleitungen fordern genau deshalb von ihren Mitarbeitern, beim Einsatz von Wechseldruckmatratzen gleichzeitig das Bettgitter hochzuziehen. Auch Lieferanten dieser Matratzen weisen bei der Auslieferung gern auf die Gefahr des erhöhten Liegens hin. Auch bei dieser Anwendung des Bettgitters kommt es nicht darauf an, welches Mittel verwendet wird, sondern welchem Zweck das Mittel erwirken soll (▸ Kap. 2).

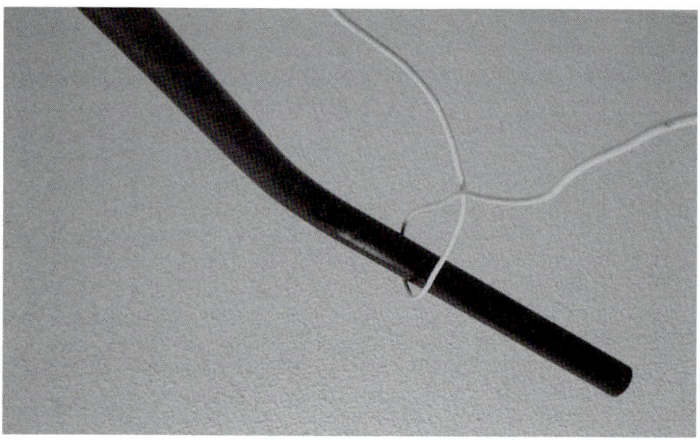

Abb. 5: Bettgalgen als Aussichtspunkt?

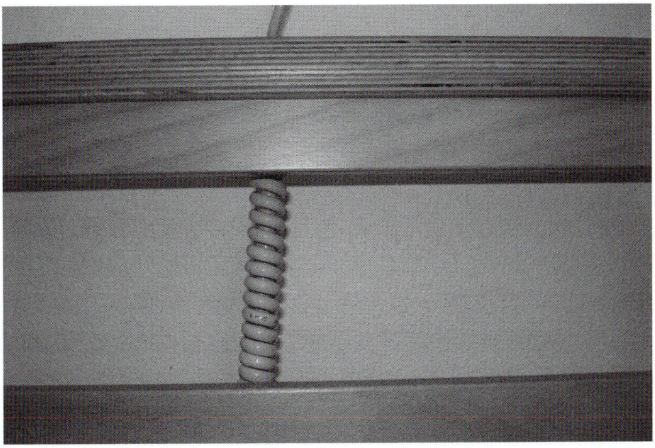

Abb. 6: Das Wort »Ausblick« ist hier wohl etwas hoch gegriffen.

Wir möchten Sie einladen, sich einmal auf ein Pflegebett mit Bettgitter zu legen: Sie werden auf den Rücken gelagert, können sich nicht selbst drehen. Sie können auch Ihren Kopf nicht weit zur Seite drehen. Sie liegen flach auf dem Rücken, ggf. den Kopf leicht erhöht. Was Sie nun sehen, ist der Krankenheber (im Fachjargon auch »Bettgalgen« genannt) und ein Stück von der Klingelschnur. So liegen Sie nun mindestens zwei Stunden, bis die nächste Runde der Pflegekräfte ansteht und Sie zur Seite gedreht werden (▸ Abb. 5). Wundern Sie sich jetzt noch, dass (vorwiegend) bettlägerige Menschen schnell hospitalisieren, ihre Augen meist geschlossen halten, in ihrer eigenen Welt Zuflucht suchen, verhaltensauffällig werden und Dinge sehen, die gar nicht da sind? Schon vor einigen Jahren kamen Pflegende auf die Idee, ein Bild an der Decke anzubringen oder ein Mobile. Denken Sie, zwei Stunden auf das immer gleiche Bild oder Objekt zu schauen, sei besser? Fakt ist, alles Statische bietet nicht genügend Reize für unser Gehirn. Weiter im Experiment: Nach zwei Stunden kommt eine Pflegekraft und dreht Sie auf die rechte Seite. Im nächsten Bild (▸ Abb. 6) haben Sie einen neuen »Ausblick« für die nächsten Stunden: eine weiße Wand, ein Bettgitter, ein Stück Kabel.

Wenn Sie nun nach den üblichen zwei bis drei Stunden auf die andere Seite gedreht werden, haben Sie Glück. Nun sehen Sie ein Stück Heizung, einen Tisch mit Blümchen, einen Rollstuhl – zwischen den beiden Brettern des Bettgitters. Mit anderen Worten: Sie sehen das, was Ihr Zimmer, Ihr Reich, Ihr Bewegungsradius sein sollte.

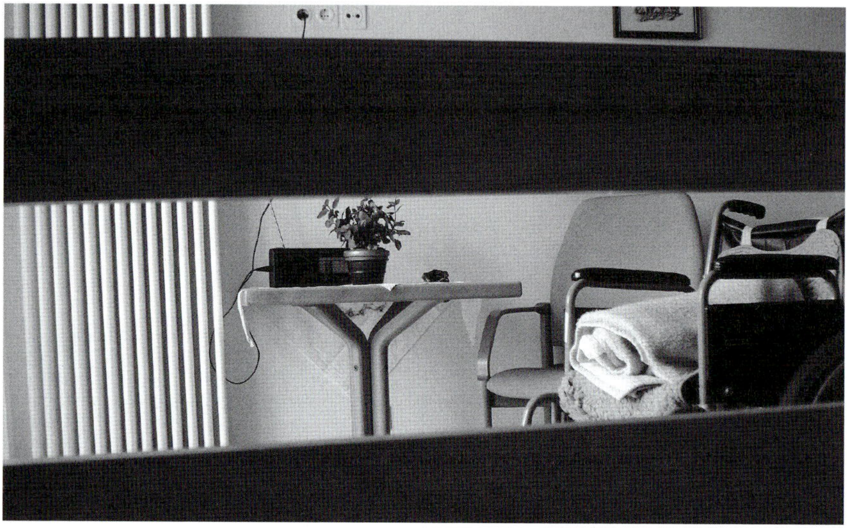

Abb. 7: Keine Frage der Perspektive.

Was soll's, nach zwei Stunden geht's dann wieder auf den Rücken. Warum ist es alltäglich, bei (vorwiegend) bettlägerigen Menschen das Bettgitter hochzuziehen? Würden Sie Ihren Klienten nicht auch lieber das Stückchen Lebensqualität eines ungehinderten Ausblicks gönnen?

4.7.4 Pflegebetten ermutigen zur Anwendung von Bettgittern

Warum ist überhaupt jedes Pflegebett standardmäßig mit Bettgittern ausgerüstet? Sollte man nicht darüber nachdenken, Bettgitter zunächst wegzulassen und erst dann anzubringen, wenn es keine Alternative hierzu gibt? Auch das wäre Arbeit, denn es verlangt Nachdenken und das Bemühen um den Klienten. Wir werden Ihnen später noch Tipps geben, wie Sie einem Menschen sicheres Liegen **und** ein Stückchen Lebensqualität gewähren können. Wir sind sicher: Wären Pflegebetten nicht werksseitig mit Bettgittern versehen, würden diese auch weniger genutzt. Es gibt allerdings auch Hersteller, die rein aus Kostengründen auf die werksseitige Anbringung von Bettgittern verzichten. Es ist schließlich lukrativer, die Bettgitter als Zubehör extra vom Käufer zahlen zu lassen. Famos, wenn sich diese reine

Kosteneinsparung dann als Beitrag zur Senkung freiheitseinschränkender Maßnahmen vermarkten lässt ...

4.8 Sitzhosen oder Hosenträgergurt

Sitzhosen oder Hosenträgergurte sind probate Mittel, um Menschen am Aufstehen oder vor dem Herausrutschen aus dem Rollstuhl oder Stuhl zu hindern. Dabei werden Sitzhose oder Hosenträgergurt über die Kleidung des Klienten gezogen und am Stuhl fixiert. Der Klient kann sich nur noch minimal bewegen, ein Aufstehen ist nicht mehr möglich. Hinzu kommt: Die Gurte sind für die Menschen im Umfeld klar sichtbar. Ein weiteres Stigma. Die Besucher, Angehörigen, Mitbewohner in Heimen haben freien Blick auf die Fixierung und stempeln den Klienten ab. »Das muss aber ein Schlimmer sein ...« – »Was hat die bloß gemacht?« – »Der ist vermutlich gefährlich!« Oder auch: »Das hat sie nun davon ...«

Wird die Sitzhose angebracht, um einen Menschen am Aufstehen zu hindern, stellt dies rein formal eine Freiheitseinschränkung dar. Ist die Sitzhose eine Vorrichtung, um Menschen am unbeabsichtigten Herausrutschen zu hindern, ist dies zunächst keine freiheitseinschränkende Maßnahme. Aber hinterfragen Sie bitte, ob die Sitzhose ein Produkt ist, das der Situation angemessen ist. Alternativen finden Sie in Kapitel 10.8. Die Sitzhose ist meist ein Beruhigungsmittel für Pflegende. Für den derart fixierten Menschen ist es eine Bewegungseinschränkung und damit über Stunden hinweg eine Qual. Interessant fanden wir auch die Tatsache, dass Klienten, denen eine Sitzhose, Hosenträgergurte und oder ein Bauchgurt umgelegt wird, immer im Rollstuhl sitzen. Warum bringt man die Fixierung nicht auf einem gemütlichen Sessel an?

Info
Rollstühle sind, sofern sie nicht orthopädisch angepasst sind, Fortbewegungsmittel, aber kein Sitzmöbel.

Argumente der Pflegenden sind dann, dass auf dem Rollstuhl die Fixierung leichter anzubringen sei. Oder: »Dann müssten wir für jede Sitzgelegenheit eine Fixierung anbringen, so viele Gurte haben wir nicht.« Der Klient ist also nicht nur gestraft damit, nicht allein aufstehen zu können und sich gefesselt zu fühlen. Nein, er muss auch noch stundenlang auf einem ungemütlichen, nicht angepassten Rollstuhl verharren.

4.9 Bauchgurte

Andrea Berzlanovich hat in Deutschland 36 Tote nach Fixierungen untersucht. 31-mal war der Gurt die Todesursache. Dabei wird ein Gurt, den der Pflegebedürftige selbst öffnen kann, nicht als genehmigungspflichtige Maßnahme gewertet. Aber kann ein demenziell erkrankter Mensch einen solchen Gurt mit ähnlichem Klicksystem wie beim Autogurt selbst öffnen? Ist die Gefahr, sich in einem solchen Gurt zu strangulieren, geringer als in dem bekannten Segufixgurt mit Magnetverschluss? Die am Rollstuhl werksseitig vorgesehenen Gurte sind lediglich als Transportsicherung gedacht, also während der Fahrt anzulegen. Damit der Klient beim Herumfahren im Rollstuhl durch abrupte Bewegungen oder ggf. einen Rempler nicht gleich vornüber herausfällt. Wenn der Rollstuhl steht, kann der Sicherungsgurt gelöst werden. Wenn werksseitig ein Sicherungsgurt oder Sicherungsbügel an Geräten angebracht ist, so ist er während der Fahrt/des Transports zu schließen. Das gilt für Badelifter ebenso wie für andere Lifter und eben auch Rollstühle. So steht es auch in jeder Gebrauchsanweisung. Zudem muss der ausliefernde Dienstleister über die ordnungsgemäße Nutzung und den Gebrauch des medizinischen Gerätes belehren. Auch hier wird sicher auf die Nutzung der Sicherheitsvorkehrungen hingewiesen.

Wenn richterliche Beschlüsse für Fixierungsgurte vorliegen, werden diese in aller Regel konsequent angewendet. Das bedeutet, dass selbst beim gemeinsamen Essen nicht auf solche Fixierungen verzichtet wird. Wenn Sie Bilder wie das folgende (▶ Abb. 8) sehen, verstehen Sie vielleicht, warum der Klient keinen Appetit verspürt, warum er schreit, ungehalten wird und vermutlich nur noch weg will.

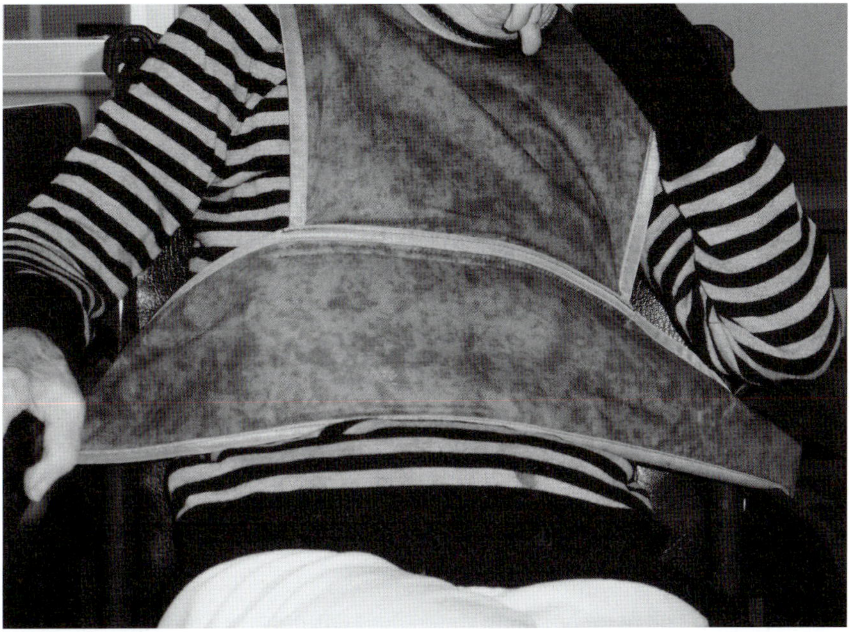

Abb. 8: Fixierungsgurt in der Anwendung.

Warum werden Fixiergurte in Altenpflegeeinrichtungen angelegt? Die beiden Hauptursachen sind auch hier:

- Unruhe
- Sturzgefahr

Diese beiden Schlagworte werden für alle freiheitseinschränkenden Maßnahmen und alle Situationen genutzt. Die Einzigartigkeit des Menschen und seiner Situation bleibt wieder einmal unberücksichtigt.

Auszug aus einer Dokumentation in einer Altenpflegeeinrichtung: »*Frau M. ist heute im Laufe des Vormittags viermal aus dem Bauchgurt über ihr Bettgitter geklettert und kam in den Aufenthaltsraum gelaufen.*« Hut ab vor dieser sportlichen Dame, die dazu noch ihre eigene Dekubitus-, Thrombose- und Kontrakturprophylaxe selbstständig durchführt. Ohne zu stürzen! Die Frage ist nur: Warum wird sie fixiert? Mit freiheitseinschränkenden Maßnahmen wie dem Anlegen eines Gurtes oder dem Einsperren im Zimmer wird zwar der Sicherheitsgedanke der Pflegenden oder der vordergründige Konflikt mit dem Umfeld bereinigt, die Unruhe des Fixierten wird jedoch verstärkt.

Freiheitseinschränkung bis zur Willenlosigkeit
Freiheitseinschränkende Maßnahmen sind häufig eine Spirale, die erst dann endet, wenn der Wille des Betroffenen gebrochen und/oder dieser Mensch zu keiner eigenmächtigen Bewegung mehr fähig ist.

Einen Bauchgurt anzulegen genügt heutzutage auch nicht mehr. »*Bauchgurte zur Patientenfixierung im Bett müssen konstruktiv sicherstellen, dass sie sich nicht von der Taille der Patienten aus weiter kopfwärts verlagern können. Zudem hat die Gurtkonstruktion auch eine Verlagerung des Patienten über die Bettkante hinaus zu verhindern. Fixiersysteme, welche die Eigenschaften nicht aufweisen, sind nicht mehr anzuwenden oder entsprechend nachzurüsten.*« So schreibt es das BfArM (Das Bundesinstitut für Arzneimittel und Medizinprodukte) im Rundschreiben vom 11.01.2013.

Bauchgurte müssen zusätzlich mit Rückhaltevorrichtung (z. B. Schrittsicherung oder Schulter-**Hosenträgergurten**) versehen werden. So heißt es weiter im Schreiben des Bundesinstituts: »Betreiber und Anwender sind nach § 16 Absatz 1 Medizinprodukte-Sicherheitsplanverordnung (MPSV) verpflichtet, an korrektiven Maßnahmen mitzuwirken. **Patienten-Fixiersysteme dürfen nicht betrieben und angewendet werden, wenn sie Mängel aufweisen,** durch die Patienten gefährdet werden können (§ 14 Satz 2 Medizinproduktegesetz MPG). Unter dieses Verbot fallen Patienten-Fixiersysteme, die die vom BfArM geforderten Eigenschaften nicht aufweisen. Ein **Verstoß gegen diese Verpflichtung ist gemäß § 40 Absatz 1 Nr. 4 MPG strafbewehrt**, auch der Versuch ist strafbar.« Schauen Sie sich die folgende Abbildung (▸ Abb. 9) an und machen Sie sich Gedanken über Menschenwürde und Persönlichkeitsrechte.

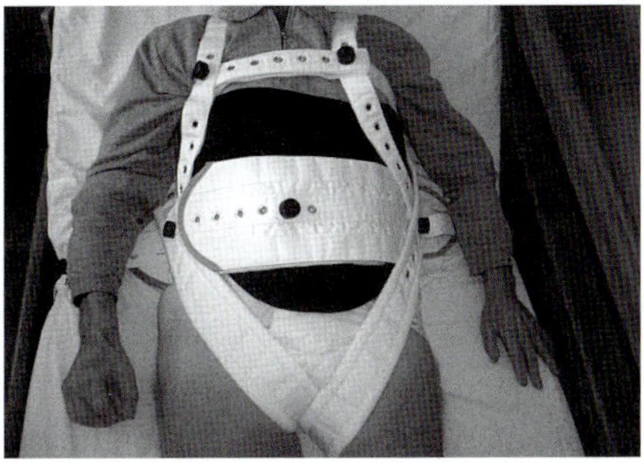

Abb. 9: Anwendung eines Segufix-Gurtes.

Nichts gegen diese Firma, deren Produkte Sie sich auch im Internet unter www.patientenfixierung.de ansehen können, aber was denken sich führende Hersteller bei einem Produktnamen »Bio Care« für einen Fixierungsgurt. Was ist an dem Gurt »Bio«? Das Material? Was ist an dem Produkt »Care«? Care bedeutet so viel wie Pflege, Fürsorge, Betreuung, sich kümmern. Die auf den Firmenfotos abgebildeten jungen Menschen sehen nicht sonderlich glücklich aus. Vermutlich mussten sie für die Fotos nur wenige Minuten fixiert werden. Das allein reicht, um unglücklich auszusehen und es später auch zu sein.

4

4.10 Versperren von Türen oder Wegen/ Absperren eines Wohnbereiches

Das Wohnen in einem sogenannten beschützenden oder behütenden Wohnbereich bedarf grundsätzlich der richterlichen Genehmigung bzw. des freiwilligen Einverständnisses des Klienten.Die Anfrage nach solchen Bereichen steigt in letzter Zeit an. Diese Form der Betreuung wird damit begründet, einem Menschen das Festbinden mit einem Gurt zu ersparen. Zugegeben, bei der Wahl, festgebunden zu werden oder nur den Bereich nicht verlassen zu können, scheint Letzteres noch erträglicher.

Auch hier ein Beispiel aus der Praxis: In einem Bereich für demenziell erkrankte Klienten wohnte ein Herr, der mit PEG-Sonde, Trachealkanüle und Beatmung versorgt wurde. Er war bettlägerig. Das Zimmer wurde 24 Stunden am Tag verschlossen, damit kein anderer Klient in das Zimmer ging und eventuell an den Geräten manipulierte. Sicher war dieser Mensch immobil und wurde somit nicht eingeschlossen oder weggesperrt. Sicher ist der Gedanke nachvollziehbar, dass eine Gefahr von den anderen Mitbewohnern ausging. Aber hatte man hier die richtige Entscheidung hinsichtlich der Zimmerbelegung getroffen? Muss eine Belegungssicherung so weit gehen, dass ein Mensch nur noch verschlossene Türen kennt?

Es gibt Bundesländer, die keine geschlossenen, unterbringungsähnlichen Einrichtungen oder Wohnbereiche genehmigen. Es gibt Bundesländer, die das Unterbringen, teils auch geschlossen, beschwichtigend »behütende, beschützende Wohnbereiche« nennen.

4.11 Absperren des Zimmers

Ähnlich wie beim Absperren der Eingangstür, befinden wir uns bei diesem Thema ebenfalls auf dem schmalen Grat zwischen strafbarer Handlung und legalem Vorgehen. Wenn der Klient selbst verlangt, dass zu seinem Schutz, zum Schutz seines Eigentums und zur ungestörten Nachtruhe seine Zimmertür abgesperrt wird, so handeln Sie gemäß seines Willens und das Absperren ist keine freiheitseinschränkende Maßnahme. Aber es gibt auch unklare und zweifelhafte Situationen. Die Problematik für Sie: Selbst Betreuungsrichter haben unterschiedliche Meinungen dazu. Was im Landkreis A gilt, muss in der Stadt B nicht genauso gelten. Wir raten Ihnen, sich im Zweifel an das zuständige Betreuungsgericht zu wenden. Holen Sie sich Rechtssicherheit und die Genehmigung für die Maßnahmen.

Mitarbeiter von Pflegeeinrichtungen berichten gelegentlich, wie sich Richter daraufhin verhalten. Es fallen Aussagen wie: »Könnt Ihr das nicht selbst entscheiden?« – »Fragt doch die Angehörigen/Betreuer!« Aus unserer Sicht ein schier unerträglicher Zustand, wenn Richter wegen Überlastung oder aus anderen Gründen die Entscheidungen nicht treffen möchten. Entscheidungen, die in das Grundrecht von Personen und somit in eines der höchsten menschlichen Güter eingreifen.

Andererseits sind auch Pflegekräfte mit dem Absperren eines Zimmers teilweise schnell zur Hand. Vor allem nachts ist diese Praxis nicht unüblich. Auszug aus einer Dokumentation in einer Altenpflegeeinrichtung: *»Bewoh-*

ner hängt nachts immer alle Bilder im Flur ab. Zurück in das Zimmer gebracht und Zimmer abgesperrt.« Wäre es nicht eine gute Beschäftigungsmaßnahme für den Bewohner, wenn er am Morgen die Bilder wieder aufhängen könnte?

Auszug aus einer weiteren Dokumentation: *»Fr. L. ist fünfmal aufgestanden und in andere Zimmer gegangen, Mitbewohner haben sich beschwert. Fr. L. ins Zimmer gebracht und abgeschlossen.«* Es wäre doch interessant zu ergründen, warum es die Klientin immer wieder aus dem Bett und dem Zimmer drängt. Wenn man die Ursache erarbeitet, hat man auch einen Schlüssel im Umgang mit dieser Klientin. Denken Sie manchmal daran, was der Mensch tut, wenn er merkt, dass er eingesperrt ist? Wie geht es diesem Klienten? Bekommt er Angst, weil er eingesperrt ist? Fürchtet er, nie wieder rauszukommen? Weckt dies negative Erinnerungen an frühere Erfahrungen, ggf. sogar der Kriegs- und Nachkriegszeiten? Welche Begründung soll wohl dafür herhalten, wenn ein Klient nachts aus dem Fenster klettert? Ein Zimmer kann prinzipiell nur dann abgesperrt werden, wenn der Mensch dies selbst wünscht oder wenn ein Richter dies genehmigt (▶ Kap. 2).

4.12 Zwangswaschungen

Immer wieder erleben wir, dass gerade demenziell Erkrankte gegen ihren erklärten Willen gewaschen, geduscht, rasiert oder umgezogen werden. Viele ältere Menschen haben sich früher nicht so oft gewaschen, schon gar nicht täglich. Das lag zum einen daran, dass nicht jedes Haus fließend Wasser besaß und viel weniger warmes Wasser zur Verfügung stand. Auch die Räumlichkeiten waren nicht oder schlecht beheizt. Es gab vielerorts kein Badezimmer, das Waschen fand in der Küche oder im ländlichen Bereich in der Waschküche statt. Kurzum, das Waschen und Baden war aufwändig. Gründlich gewaschen oder gebadet wurde meist am Samstag, sodass man am Sonntag wohlriechend zur Kirche ging oder seinen (möglicherweise) einzigen freien Tag begehen konnte.

Heute arbeiten die Menschen kaum mehr körperlich und haben ein anderes Reinlichkeitsverhalten. Die Vorstellung, man müsse sich täglich waschen und bei Inkontinenz sogar mehrfach am Tag, passt aber nicht zur Vorstel-

4

lung vieler alter Menschen. Hier prallen zwei Welten aufeinander. Geht ein demenziell Erkrankter mit seinen Kleidern ins Bett und steht mit diesen auf, wird er seine Gründe haben. Viele Pflegende aber finden das unhaltbar. Ebenso unerträglich finden es viele Pflegende, wenn sich Menschen mehrere Tage lang nicht waschen (lassen wollen). Wir fragen Sie: Was ist schon dabei? Was soll schon passieren? Ist schon jemand in Ihrer Umgebung wegen Geruchsbelästigung umgefallen? Welchen Schaden soll der Körper erleiden, wenn er nicht gewaschen ist?

Was denken Sie, wie es zu Hause gehalten wird? Der Klient lebt zu Hause, zweimal die Woche kommt ein ambulanter Dienst zur Versorgung. Einmal wird geduscht und am anderen Tag eine sogenannte »kleine Toilette« durchgeführt: Gesicht, Achseln, Intimbereich. Den Rest der Woche bleibt der Klient mehr oder weniger ungewaschen. Kommt dieser Klient zur Kurzzeitpflege oder Dauerpflege ins Pflegeheim und schon beginnt das Maximalprogramm: Tägliche Ganzwaschungen und abends die kleine Toilette. Was der Klient vorher in einer Woche hatte, bekommt er nun täglich.

»Der Mensch steht im Mittelpunkt.« Angesichts der Vielzahl von Zwangswaschungen ist dies eine scheinheilige Aussage in vielen Leitbildern von Pflegeeinrichtungen. In Ihrer auch?

Auf unsere Frage »Warum waschen Sie so viel?«, bekommen wir die immer gleichen Antworten:

- »Was sollen die anderen denken?«
- »Das geht doch nicht anders!«
- »Die ist inkontinent ...«
- »Der riecht doch ...«
- »Wenn der MDK kommt ...«
- »Wie soll ich das der Heimaufsicht erklären, wenn es anders wäre?«

Nicht eine einzige Antwort befasst sich mit dem Klienten. Gleichzeitig versichern uns aber alle Pflegenden, dass ihnen die Bewohner am Herzen liegen. Menschen gegen ihren Willen zu waschen, zu duschen oder zu baden ist eine freiheitseinschränkende Maßnahme. In den Niederlanden wird dies auch als »unfreiwillige Pflege« bezeichnet, und dies trifft es auf den Punkt.

Info

Schule machen sollte ein Urteil aus Mecklenburg-Vorpommern (Urteil vom 19. November 2019, AZz. 5 Sa 97/19): Dort wurden zwei Mitarbeiter wegen der Zwangswaschung eines Pflegebedürftigen rechtmäßig gekündigt. Das Gericht gab der Kündigung statt, mit der Begründung, das Vorgehen der Mitarbeiter sei eine körperliche Misshandlung.

Uns ist in Deutschland kein Richter bekannt, der eine Zwangswaschung richterlich genehmigt. Sollte dieser Tag kommen, sollten wir Freiheitsliebenden alle in die Niederlande auswandern. Dort hat man einen Gesetzesentwurf[23] gegen Zwang in der Pflege auf den Weg gebracht. Neben einer stimmigen und begründeten Pflegeplanung/SIS® zur Maßnahme, die binnen sieben Tagen erstellt werden muss, erhält die Einrichtung Besuch von einer Inspektionsgruppe. Ziel ist es, binnen vier bis sechs Wochen eine angemessene Lösung für den Betroffenen zu finden. Die Pflegeplanung/SIS® hat hier eine zentrale Bedeutung. Aus ihr muss hervorgehen, welche Maßnahmen bis dato ergriffen wurden, welche Wirkung sie hatten und warum diese Maßnahmen nicht weiter angewendet werden. Die Suche nach Alternativen zur Freiheitseinschränkung ist nun bald Gesetz.

[23] zorg zelf voor minder vrijheidsbeperkende maatregelen in de ggz

4.13 Verbale Fixierung

»Jetzt bleiben Sie aber mal sitzen!« – »Wo wollen Sie schon wieder hin?« – »Bleiben Sie jetzt hier!« Kennen Sie diese und ähnliche Sätze? Haben Sie sie gar selbst schon benutzt? Wenn Sie bejahen und vielleicht sogar ein schlechtes Gewissen haben, befinden Sie sich in guter Gesellschaft. Die »alten Hasen« unter uns haben andere rechtliche Rahmenbedingungen erlebt. Wir mussten vor 1992 niemanden fragen, ob wir ein Bettgitter hochziehen dürfen. Man hat uns nicht beigebracht, dass die Menschen in unserer Obhut unsere Klienten sind, deren Interessen wir vertreten sollen. Wir durften Jahrzehnte unsere Interessen ausleben, ohne mit dem Gesetz in Konflikt zu kommen oder ein schlechtes Gewissen haben zu müssen.

Jüngere Pflegekräfte haben die rechtlichen Bedingungen vermutlich korrekt gelehrt bekommen, erleben im Alltag aber auch, dass sie weniger eine Beziehung zu einem Klienten haben, als vielmehr die hierarchische Beziehung »Ich Schwester – Du Bewohner/Patient«. Bewohnern oder Patienten muss man eben sagen, wo es lang geht, was zu tun und was zu lassen ist. Würden wir mehr eine Klientenbeziehung anstreben, würden wir nicht einfach entscheiden, sondern die Interessen des Klienten im Auge haben, ihm bei der Umsetzung seines Willens helfen, mit gutem Rat, nicht durch schlechte Tat. Das ist auch ein Grund, warum die Reflexion der eigenen Arbeit so wichtig ist und sich die rechtlichen Bedingungen wandeln. Wir werden auch in den kommenden Jahren immer wieder Veränderungen hinsichtlich der Bewertung von freiheitseinschränkenden Maßnahmen erleben.

Info

Das Wort »Patient« kommt aus dem Lateinischen und bedeutet sinngemäß »der Erduldende, der Leidende«, so steht es beispielsweise in Duden oder Brockhaus. Diese Bedeutung macht klar, dass wir uns als professionell Pflegende von diesem Begriff verabschieden sollten.

Benennen wir unseren Klienten als Patienten, sehen wir ihn in der passiven, erduldenden, unmündigen Rolle. Ein Klient hingegen ist mündig, entscheidungsmächtig und Auftraggeber einer Dienstleistung.

Noch schlimmer wird es beim Begriff »Demenz«. Er kommt ebenfalls aus dem Lateinischen und bedeutet »ohne Geist«. Wir sprechen deshalb absichtlich nicht von »Dementenbereich« oder »Demenzstation«. Für uns sind es Menschen mit Demenz oder demenziell Erkrankte, aber niemals Demente.

Eine Fixierung lässt sich verbal einfach erreichen: durch Angst. Es gibt viele ältere Menschen, die in ihrem früheren Leben eine Vertreibung erlebt haben, aus dem Haus, aus der Stadt, aus ihrer Heimat. Die Angst, erneut vertrieben zu werden, sitzt bei ihnen tief. Diese Angst machen sich manche Pflegende (sicher oftmals unbewusst) zunutze, wenn es darum geht, einen Klienten am Gehen zu hindern. Läuft ein demenziell erkrankter alter Mensch scheinbar ziellos umher oder verlässt ungewollt das Haus, so wird er mit den Worten »Gehen Sie da besser nicht hin« oder »Sie finden nicht mehr zurück« oder »Wenn Sie jetzt gehen, dann ....« an seinem Vorhaben gehindert.

Man nennt diese negative Beeinflussung von Menschen mit Demenz auch **personale Detraktionen**. Mit personaler Detraktion bezeichnet man Verhaltensweisen, die von Pflegenden ausgehen und die negativ auf den Menschen mit Demenz wirken.[24] Jemandem die Macht zu nehmen, etwas zu tun oder entscheiden zu können, jemanden nicht wertzuschätzen oder wie ein Objekt zu behandeln – dies sind Verhaltensweisen, die das Personsein untergraben und besonders häufig Menschen treffen, die nicht mehr »der Norm« entsprechen. Kitwood (2000) sah dieses Verhalten im Rahmen einer malignen (bösartigen) Sozialpsychologie. Der Grund für diese Verhaltensweise ist nicht böswillige Absicht, sondern eine alte Kultur, die sich in allen Bereichen, wo Menschen in soziale Kontakte und besonders in Abhängig-

[24] Vgl. König J & Zemlin C (2013): Menschen mit Demenz – Lebensqualität schenken. Bestnoten beim MDK sichern. Schlütersche, Hannover

keiten kommen, nachweisen lässt. Zu solchen personellen Detraktionen gehören u. a.:

- Kleine Notlügen: »Ihre Tochter kommt gleich, bleiben Sie doch hier!«
- Entmündigung: Z. B. werden lange Haare abgeschnitten, damit sie leichter zu pflegen sind, oder Aussagen wie »Sie müssen das jetzt trinken, das hat der Doktor gesagt« getroffen.
- Abnehmen von Entscheidungen: Brote werden schon vorgerichtet, der Klient bekommt das Essen nur kleingeschnitten vorgesetzt: »Sie essen ja gern Käse.«
- Einschüchterung: Sätze wie »Sie wollen doch nicht wieder hinfallen« sind ebenfalls jedem Pflegenden bekannt.

Die verbale Fixierung ist in ambulanten und stationären Einrichtungen weit verbreitet, aber viele Pflegekräfte wissen nicht, dass sie so tief in die Persönlichkeitsrechte eingreifen. Wir haben nicht das Recht, über einen Menschen zu entscheiden, weil er hilfs- und/oder pflegebedürftig ist. Aus unserer Sicht ist eine verbale Fixierung wie »Bleiben Sie sitzen« oder »Wenn Sie jetzt gehen, dann ...« genauso untragbar wie eine Ortsfixierung durch mechanische oder medikamentöse Maßnahmen.

Dass wir nicht allein mit dieser Meinung sind, zeigt folgende Passage aus einem Artikel der Rechtsanwältin Dr. Ruth Schultze-Zeu in einem Ärzteratgeber[25]: *»Wegnahme von Bekleidung und Schuhen bzw. Bekleidung mit ›Pflegehemden‹, Wegnahme von Sehhilfen, Wegnahme von Rollstuhl, Gehhilfen und Ähnlichem, Ausübung physischen und/oder psychischen Drucks durch das Personal, wie Verbote, List, Zwang oder Drohung, Ausstattung von Betroffenen mit Signalsendern. Die Maßnahme ist genehmigungspflichtig, wenn sie der Feststellung des Verlassens eines offenen Heimes dient (AG Stuttgart-Bad Cannstadt, FamRZ, 1997, 704; LG Bielefeld Betreuungspraxis, 1996, 232; AG Hannover Betreuungspraxis 1992, 113). Nach Ansicht des AG Hannover verstößt diese Maßnahme gegen die Menschenwürde.«*

25 Schultze-Zeu R. (2008): Freiheitsentziehende Maßnahmen unter besonderer Berücksichtigung von Maßnahmen in Pflegeheimen. www.ratgeber-arzthaftung.de

5 Nebenwirkungen

Jede freiheitseinschränkende Maßnahme ist eine Gefahr
Wenn wir Menschen ihrer Freiheit berauben, indem wir sie ortsfixieren, erhöhen wir mit jeder dieser Maßnahmen das Gefahrenpotenzial.

Die Nebenwirkungen von freiheitseinschränkenden Maßnahmen können in direkte und indirekte unterschieden werden. Zu den wesentlichen Nebenwirkungen zählen:

- Muskel- und damit Kraftabbau,
- Verlust an Lebensqualität,
- Verlust an Lebensfreude,
- Verlust der Mobilität,
- Dekubitalulzera,
- Kontrakturen,
- steigendes Infektionsrisiko, insbesondere Lungenentzündung durch mangelnde Bewegung,
- Störung der Schlafgewohnheit.

Mit Hilfe des MDK wurde eine Studie[26] durchgeführt, in der nachgewiesen werden konnte, dass durch Fixierungen ein erhöhtes Sturzrisiko auftritt. Außerdem waren die Sturzfolgen bei fixierten Bewohnern dramatisch schwerer. Daraus folgten auch ein erhöhter Bedarf an Beobachtung und damit ein erhöhter Bedarf an Personal.

Tab. 1: Nebenwirkungen von freiheitseinschränkenden Maßnahmen

Direkte Nebenwirkung	Indirekte Nebenwirkung
• Schmerzen • Quetschungen • Muskelzerrungen • Schürfwunden • Luftnot • Strangulierungen bis hin zum Tod	• Stresszustände • Unruhe • Depressionen • Herausforderndes Verhalten (Rufen, Schreien, körperliche Gewalt etc.) • Muskel- und damit Kräfteabbau • Erhöhung des Sturzrisikos • Verlust an Lebensqualität • Verlust an Lebensfreude • Verlust der Mobilität • Dekubitalulzera • Kontrakturen • Steigendes Infektionsrisiko, insbesondere Lungenentzündung durch mangelnde Bewegung • Störung der Schlafgewohnheit • Inkontinenz • Isolation • Angstzustände

Nicht unter dem Aspekt freiheitseinschränkende Maßnahmen, aber dennoch hierzu passend ist das Buch »Festgenagelt sein« aus dem Jahre 2005 und 2013, von Dr. Angelika Zegelin, Professorin an der Universität Witten/Herdecke. In ihrem Phasenmodell beschreibt sie unter anderem, wie es zu Bettlägerigkeit und Immobilität kommen kann. Sie stellte fest, dass der beginnenden Unsicherheit ein Ereignis folgt, z. B. ein Sturz. Der Sturz sorgt für weitere Unsicherheit, beim Betroffenen wie auch den Pflegenden. Die Mobilität und der Bewegungsradius werden »zum Schutz« weiter eingeschränkt.

---

[26] Freiheitsentziehende Maßnahmen in der Pflege – Realität und Perspektiven. Fachtagung für Pflegekräfte. München (21. 03. 2011) und Nürnberg (04. 04. 2011) Ergebnisse einer Umfrage zu Freiheitsentziehenden Maßnahmen in vier Bundesländern

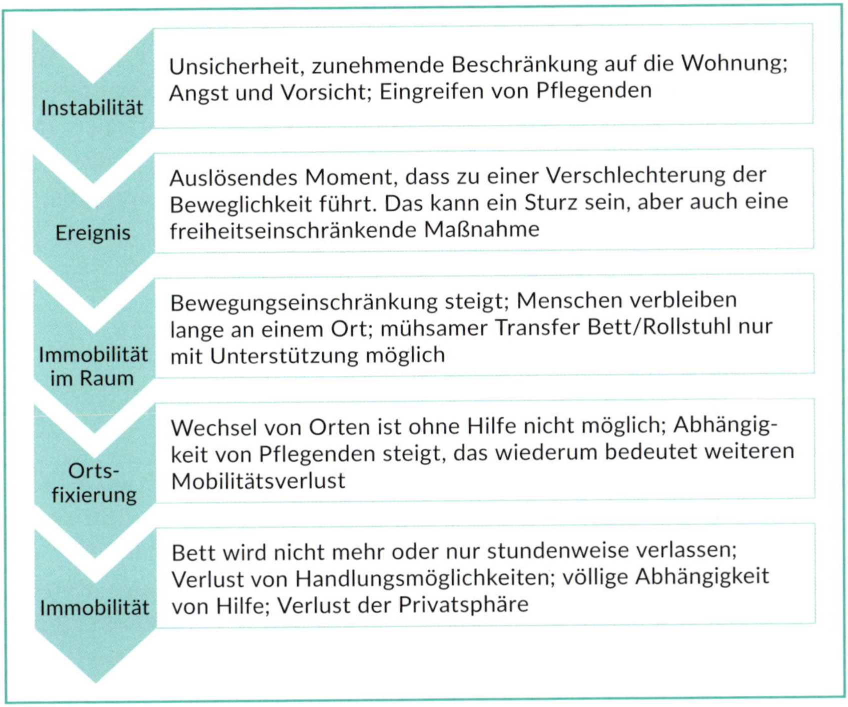

Abb. 10: Phasenmodell »Bettlägerigkeit und Immobilität«.

So bewegt sich der gefährdete Mensch möglicherweise nur noch in seinem Zimmer. Dadurch wird er jedoch immer schwächer und die nächste Station ist ggf. die Ortsfixierung im Stuhl oder Rollstuhl. Diese erweiterte Ortsfixierung hat zur Folge, dass die Kräfte weiter schwinden. Endstation der Ortfixierung ist die Bettlägerigkeit. Alles also nur eine Frage der Zeit.

Die Phasen (▶Abb. 10) zeigen, dass abnehmende Bewegung nicht nur zu mehr personeller Abhängigkeit führt, sondern sich die Spirale weiter bis zur kompletten Abhängigkeit dreht und damit das Recht auf freie Entfaltung der Persönlichkeit stetig sinkt. Wer bettlägerig ist, ist abhängig. Im Kopf dreht sich das Gedankenkarussell: Wer kommt zu mir? Wie geht diese Pflegende auf meine Bedürfnisse ein? Wie lange wird diese Person bleiben? Kann ich in Ruhe ohne Beobachtung ausscheiden oder wird mein Gesäß beim Inkontinenzmaterialwechsel zur Schau gestellt? Im Pflegealltag wird dies den Pflegenden selten bewusst. Die Arbeitsintensität in den pflegerischen Verrichtungen ist bei sinkender Mobilität deutlich höher. Ein bettlägeriger Klient wird als vermeintlich einfacher zu handhaben angesehen. Er wartet ja schließlich, bis jemand kommt. Er stellt meist weniger Ansprüche und ist vollkommen abhängig. Für viele Pflegekräfte ist das eine gute Pflegesituation. Bei diesen Bettlägerigen können sie ihr tägliches »Pflegeprogramm« routiniert abspulen:

- Waschen,
- Umziehen,
- Nahrung und Getränke reichen,
- Inkontinenzmaterialversorgung,
- Umlagern und andere Prophylaxen,
- Behandlungspflege.

Die Versorgungssituation ist gleichförmig und gesichert. Doch das Gegenteil ist wahr: Die Pflege eines Bettlägerigen ist sehr zeit- und damit auch personalintensiv. Viel intensiver als die Pflege beim herumlaufenden und demzufolge zu suchenden Klienten. Dies beweisen Einrichtungen, die beispielsweise nach dem psychobiografischen Pflegemodell nach Erwin Böhm arbeiten. Auf solchen Bereichen mit schwerst demenziell Erkrankten ist kein höherer Personalschlüssel nötig. Das Geheimnis liegt vielmehr im Umgang mit den Klienten, in der Haltung der Mitarbeiter gegenüber ihren Klienten.

Klienten in die Abhängigkeit zu treiben, bedeutet mehr Sicherheit für die Pflegenden, aber auch mehr Arbeit. Am Ende stehen Bettlägerigkeit und Verlust an Selbstbestimmung.

Wir laden Sie ein, ein kleines Gedankenspielchen zu durchlaufen:

Erster Schritt: Was ist Ihnen jetzt wichtig in Ihrem Leben? Nach kurzer Bedenkzeit werden Sie ggf. folgende Erkenntnisse haben:

Die Reihenfolge ist beliebig, aber sicher werden Sie einige dieser Dinge in Ihrem Leben als wichtig erachten.

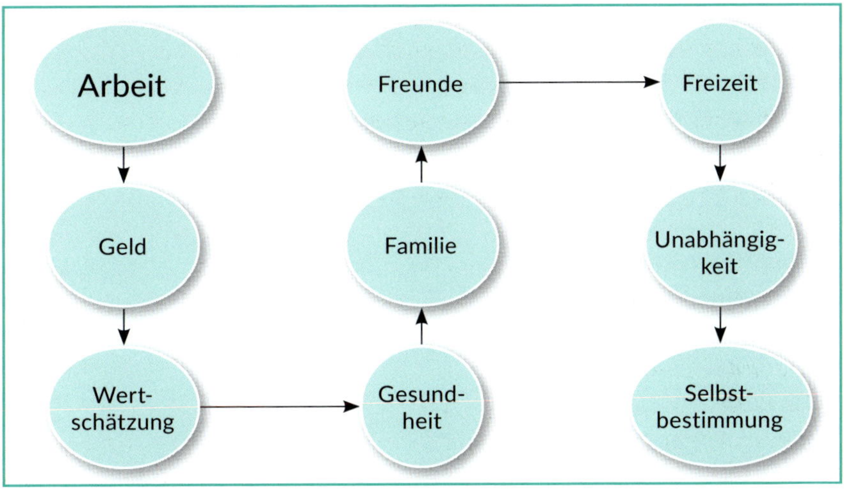

Abb. 11: Was ist Ihnen jetzt im Leben wichtig?

Zweiter Schritt: Wie sieht Ihr Leben mit 80 aus? Welche Lebensinhalte gibt es, welche sind Ihnen wichtig und möglich?

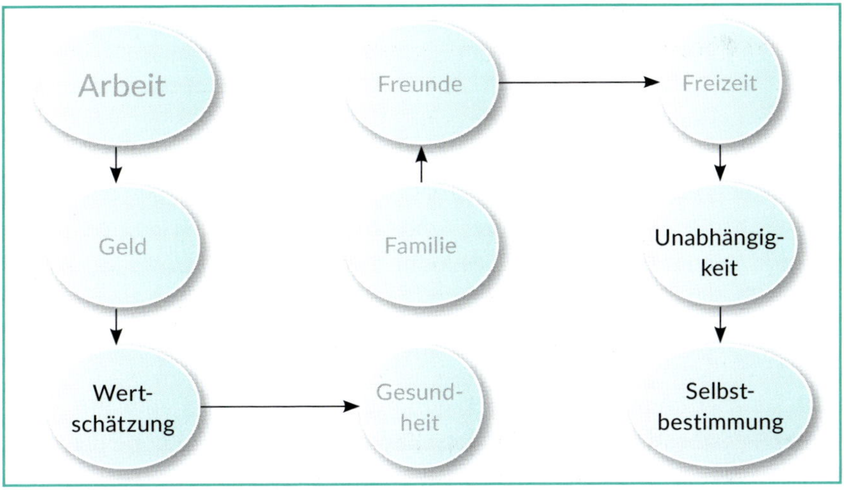

Abb. 12: Was wird Ihnen wichtig sein, wenn Sie 80 Jahre alt sind?

Sie sehen, es bleibt so gut wie nichts von Ihren jetzt aktuellen Werten.

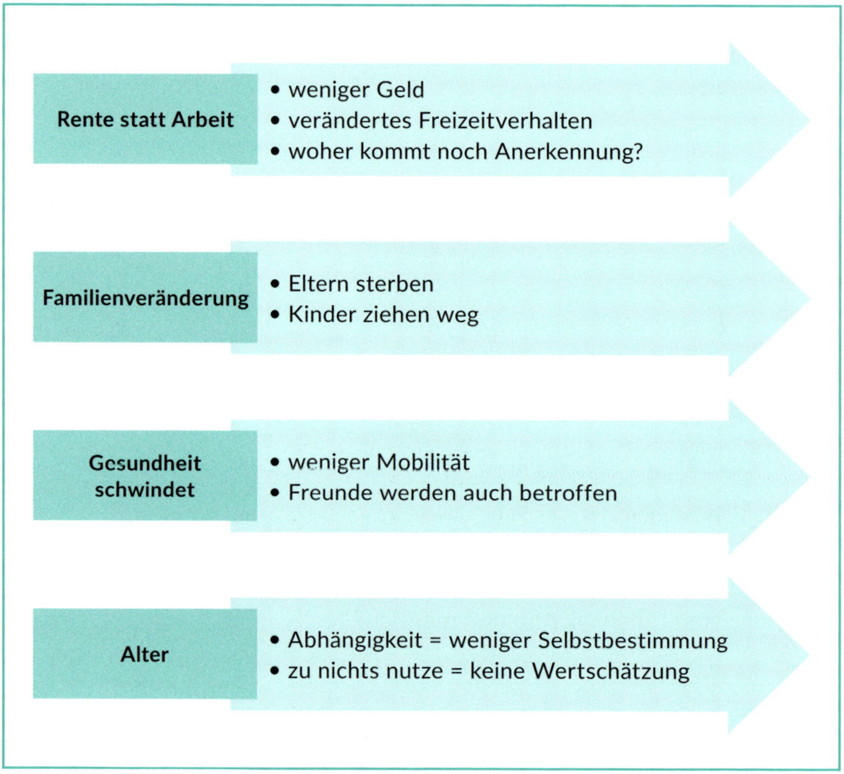

Abb. 13: Die Veränderung der Werte.

Zugegeben, eine wenig erstrebenswerte Zukunft, die wir hier darstellen. Aber eine, die Sie bereits aus Ihrer Arbeit mit Ihren Klienten kennen:

- Sie können niemandem die Gesundheit wiedergeben.
- Sie können niemandem die Familie oder Verluste ersetzen.
- Sie können an der finanziellen Misere mancher Menschen nichts ändern.

Was Sie aber können, ist jeden Tag die Würde Ihrer Klienten wahren und ihnen Selbstbestimmung und Wertschätzung geben. Das Schöne daran: Es kostet nichts.

6 Die Angst vor Stürzen

Abbildung 14 zeigt das sensible Gleichgewicht zwischen Freiheit auf der einen und Sicherheit auf der anderen Seite. Doch die Balance ist schwierig, denn Sicherheit kostet immer Freiheit. Freiheit ist in Deutschland ein Grundrecht, gleich an zweiter Stelle nach der Würde. Sicherheit ist kein Grundrecht. Insofern geht ein Plus an Sicherheit immer zu Lasten der Freiheit. Freiheit und Sicherheit auf einer Stufe ist nur vorgeblich eine Lösung.

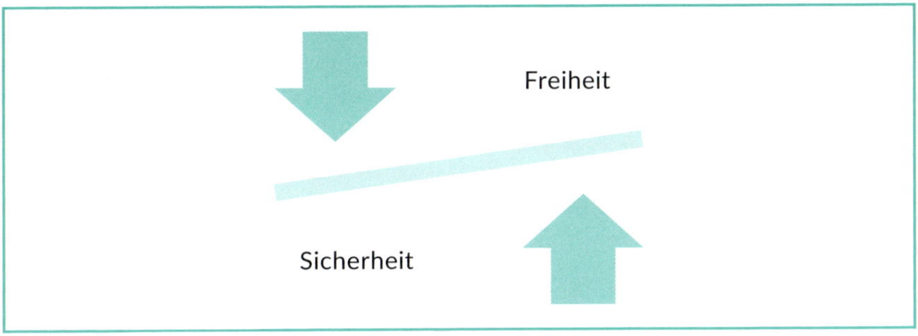

Abb. 14: Balance zwischen Freiheit und Sicherheit.

Wer seine Freiheit liebt – und das sind wir wohl alle – wird kaum fröhlich einer Überwachung zustimmen. Stellen Sie sich Folgendes vor: Sobald Sie nachts zur Toilette gehen, bemerkt dies jemand und kommt, um nach Ihnen zu schauen. Sobald Sie durch die Tür gehen, ertönt ein Alarm und wieder kommt jemand, der Sie aufhalten möchte oder zumindest schaut, was Sie da tun.

Dennoch gibt es Einzelfälle, in denen diese Überwachungsmethoden sinnvoll eingesetzt werden. So lassen sich mit Sensormatten, Sensormatratzen oder GPS sinnvollerweise Bewegungsprofile erstellen. Diese geben möglicherweise Hinweise für den Grund eines Verhaltens. Wenn Sie also ergründen, wann jemand wohin geht und wie oft, können Sie seine Bedarfe ggf. rechtzeitiger erkennen und Ihr Handeln anpassen. Der demenziell Erkrankte, der aufsteht, hat ggf. ein Bedürfnis, das er nicht mitteilen kann. Er kann nicht sagen, dass er Kaffeedurst hat, zur Toilette muss oder Schmerzen verspürt. Aber Sie können lernen, sein Verhalten zu interpretieren oder gar zu verstehen. Menschen mit Demenz laufen schließlich nicht weg, sie laufen meist gezielt irgendwohin: zur Mutter, nach Hause oder zur Arbeit. Menschen mit Demenz laufen nicht aus purem Willen bis zur Erschöpfung, sie laufen vielleicht vor ihren Schmerzen weg, die bis dato niemand bemerkt hat. Demenziell Erkrankte stehen nicht aus Spaß einfach mal von Rollstuhl auf, obwohl sie nicht laufen können. Sie können vielleicht schlichtweg nicht mehr sitzen. Auch wenn jemand in einem individuell angepassten Rollstuhl sitzt, muss man wissen, dass kaum ein Mensch dazu geboren wurde, über Stunden untätig irgendwo zu sitzen.

Jeder Gedanke in Richtung Sicherheit bedeutet gleichzeitig ein Abrücken von der Freiheit des Gegenübers. Aber mit den meisten freiheitseinschränkenden Maßnahmen tun sich lediglich die Pflegenden einen Gefallen, nicht aber dem Pflegebedürftigen. Sie hoffen einfach, dass sie beispielsweise Stürze vermeiden und damit auch die Arbeit eines langwierigen Sturzprotokolls und die Überprüfung der Berichtsblätter. Jeder Sturz macht Arbeit, führt zu Diskussionen mit den Angehörigen, ruft die Krankenkasse und den Haftpflichtversicherer auf den Plan.

Im Pflegealltag geschieht dies oft schon nach dem ersten Sturz. Angehörige machen den Pflegekräften Vorwürfe. Es sind langwierige Sturzprotokolle auszufüllen. Die Eintragungen in den Berichtsblättern müssen übereinstimmen. Das Schreiben der Krankenkasse und des Haftpflichtversicherers lässt auch nicht allzu lang auf sich warten. Viele denken dann, den Ärger kann man sich doch ersparen.

Fragen Sie sich selbst: Beruhigen Sie mit einer freiheitseinschränkenden Maßnahme Ihr Gewissen? Ist eine solche Maßnahme schlicht der einfachste Weg?

6.1 Gründe für freiheitseinschränkende Maßnahmen

»Es gibt immer einen Grund, aber keinen, den du dulden solltest, einen Menschen mit Füßen zu treten.«

Torsten Marold, dt. Spieleautor

Nach einer Münchner Studie[27] wurden rund 91 % der freiheitseinschränkenden Maßnahmen mit Sturzgefahr und Gangunsicherheit begründet. Wenn Sturzgefahr eine sinnvolle Begründung wäre, dann hätten wir alle einen Fixierungsbeschluss. Denn jeder Mensch ist sturzgefährdet. Auch die Begründung »Gangunsicherheit« ist für uns nicht nachvollziehbar. Wollten wir jeden Menschen mit verändertem Gangbild fixieren, wäre auch hier ein großer Teil der Menschen betroffen. In der Kurzfassung der Leitlinie FEM heißt es im Update 2015, es gäbe sechs Gründe für die Vermeidung von freiheitseinschränkenden Maßnahmen:

1. *»FEM sind ein bedeutsamer Eingriff in die Freiheit und Selbstbestimmung der Bewohner.*
2. *Die erhofften positiven Auswirkungen von FEM sind nicht nachgewiesen.*
3. *Gesetze verbieten – abgesehenen von wenigen Ausnahmen – die Anwendung von FEM.*
4. *Unsere Leitlinie und der Expertenstandard Sturzprophylaxe haben eindeutig festgestellt, dass FEM keinesfalls zur Sturzprophylaxe geeignet sind. Mehrere Gerichtsurteile haben das in den letzten Jahren bestätigt und Einrichtungen von Regressforderungen freigesprochen.*

---

27 Hoffmann B & Klie T (Hrsg.) (2004): Freiheitsentziehende Maßnahmen: Unterbringung und unterbringungsähnliche Maßnahmen in Betreuungsrecht und -praxis. CF Müller, Heidelberg, S. 93

5. *Es gibt Einrichtungen, die unter den üblichen Rahmenbedingungen nahezu ohne FEM auskommen.*
6. *Unsere Leitlinie kommt zu dem eindeutigen Schluss, dass es keine überzeugende Begründung für FEM gibt, jedoch viele gute Gründe, auf sie zu verzichten.«*

Tipp

Seien Sie ehrlich, wenn Sie jetzt die Fragen in den einzelnen Rubriken beantworten. Wie gut sind Ihre Gründe wirklich, wenn es darum geht, eine freiheitseinschränkende Maßnahme anzuwenden? Schauen Sie bitte auch ins Leitbild Ihrer Einrichtung: Werden Sie diesem gerecht? Stimmt Ihre Haltung mit der im Leitbild dargestellten überein?

6.1.1 Medizinisch-pflegerische Maßnahmen

Sie kennen das aus Ihrem Alltag: Der Pflegebedürftige hat eine PEG-Sonde, einen Katheter oder bekommt eine Infusion und zieht immer wieder am »Schlauch«, ein exakt angebrachter Verband wird abgezupft. Da heißt es dann in der Dokumentation: »Bewohner droht, Katheter herauszureißen, hat die Hand gegen die Schwester erhoben. Fünfpunktfixierung angelegt.« Ob ein Richter wohl dafür eine Genehmigung ausgesprochen hätte? Auch die Menschen, die beim Waschen am Waschbecken immer wieder aufstehen wollen oder nicht auf dem Toilettenstuhl sitzen bleiben, laufen Gefahr, mit dem Gurt fixiert zu werden. Welche Pflegekraft kennt nicht die Situation, dass bei einem Klienten mit Inkontinenz am Morgen Hunderte von weißen Flocken im Zimmer verteilt liegen, weil er seine Inkontinenzeinlage zerpflückt hat. Dafür ist das Bett nass und muss zum wiederholten Male bezogen werden. Ein anderer Klient nimmt seine Tabletten nicht und bekommt sie ohne sein Wissen einfach unter das Essen gemischt.

Es gibt aus Sicht der Pflegenden genügend medizinisch-pflegerische Gründe für die Anwendung einer Freiheitseinschränkung. Fragen Sie sich:

- Aber sind diese Maßnahmen gerechtfertigt?
- Was steht bei den Grundrechten eines Menschen an erster Stelle?
- Und erleidet der Klient tatsächlich Schaden, wenn er diese oder jene medizinisch-pflegerische Maßnahme nicht erhält?

6.1.2 Herausforderndes Verhalten

Ein Fall aus der Praxis: In einer Einrichtung lebte ein Klient, der nur noch seinen rechten Arm bewegen konnte und ansonsten bettlägerig war. Dieser gesunde Arm war am Bett fixiert. Auf unsere Nachfrage zur Begründung der Fixierung antwortete die Pflegekraft, dass der Klient die Schwestern beim Waschen oder anderen pflegerischen Verrichtungen immer an den Haaren ziehen würde. Nur weil dieser Mann ggf. seine Ablehnung gegen bestimmte Tätigkeiten nicht anders zum Ausdruck bringen konnte oder vielleicht sogar in irgendeiner Form Körperkontakt gesucht hat, wurde ihm 24 Stunden die Möglichkeit genommen, sich mal am Kopf zu kratzen oder eine Fliege aus seinem Gesicht zu verscheuchen.

Immer wieder sind pflegebedürftige Menschen zu beobachten, die spucken, kratzen, zwicken oder beißen. Klienten, die

- Dinge einsammeln, die ihnen nicht gehören.,
- von Zimmer zu Zimmer gehen und Mitbewohner stören,
- viel rufen, von »Hallo« über »Mutti« bis zu »Helfen Sie mir«,
- Laufen bis zur Erschöpfung,
- etc.

Setzen Sie sich mit der Frage nach dem Warum auseinander, statt mit der einfacheren »Lösung« der Einschränkung von Persönlichkeitsrechten. Wichtiger als die Einschränkung der Freiheit ist doch die Frage nach dem Warum.

- Warum verhalten sich die Klienten so? Ist das Verhalten aus ihrer Sicht evtl. sogar normal?
- Warum kratzen Sie sich im Schritt? (Vielleicht juckt es …)
- Warum stehen sie aus dem Bett auf?
- Warum essen/trinken sie nichts?
- Warum wollen sie sich nicht waschen?
- Warum wollen sie ihre Medikamente nicht einnehmen?

6.1.3 Organisatorische Gründe

Fehlendes Personal ist immer wieder ein Argument, das bei der Diskussion um freiheitseinschränkende Maßnahmen aufgeführt wird: »Wir haben keine Zeit, dem Menschen ständig hinterher zu laufen, fünfmal am Tag das Bett zu beziehen, ständig den ausgeräumten Schrank in Ordnung zu bringen«, usw., usw. Wir wünschen uns alle bessere Besetzungen in der Pflege. Viele Altenpflegerinnen im Heimalltag möchten sich gern mehr Zeit für jeden Einzelnen nehmen. Die Schwester im ambulanten Dienst wäre froh, wenn sie nicht ständig die Uhr im Auge behalten müsste. Auch der Angehörige zu Hause ist mit der Pflege rund um die Uhr stark belastet.

Fakt ist aber auch, dass bei Untersuchungen zu diesem Thema kein Zusammenhang zwischen dem Stellenschlüssel und den angewandten freiheitseinschränkenden Maßnahmen festgestellt werden konnte. Wir jedoch sehen in der Praxis Zusammenhänge zwischen der Einstellung und Haltung von Pflegenden und der Anwendung von freiheitseinschränkenden Maßnahmen. Und es ist kein Geheimnis, dass es in der Pflege noch nie eine Frage von »wie viele sind heute im Dienst« war, sondern immer davon abhängig ist, »wer heute im Dienst ist«.

Ist es in Ihren Augen gerechtfertigt, dass man Klienten in ihren Freiheitsrechten und -willen eingrenzt, weil wir heute »nur zu dritt im Dienst sind«?

6.1.4 Druck durch das Umfeld

Jeder kennt Angehörige, die sich so äußern: »Ich habe doch die Mutti zu euch gebracht, damit sie nicht mehr hinfällt.« Aus einer Pflegeeinrichtung wurde uns folgender Fall berichtet: Eine ältere Dame mit Hautproblemen, starkem Juckreiz, Herzschwäche und wiederkehrenden Synkopen sowie körperlicher Schwäche wird nachts mit Bettgitter versorgt, im Rollstuhl muss sie einen Stecktisch vor sich dulden. Die Dame ist aufgrund ihrer Synkopen bereits mehrfach gestürzt, bisher glücklicherweise ohne Folgen. Bettgitter und Stecktisch vor dem Rollstuhl sollen künftige Stürze verhindern. Das ist soweit erst einmal nachvollziehbar.

Das Problem ist nur, dass die Klientin sich aber grundsätzlich frei bewegen will und es zudem auch kann. Die behandelnde Hausärztin bestätigt, dass die Dame selbstbestimmt ist und man ihr den freien Willen lassen sollte. Der Sohn ist zugleich Betreuer und als solcher sehr dominant. Er will unter allen Umständen einen weiteren Sturz vermeiden. Daher verlangt er Schutzmaßnahmen. Die Mitarbeiter der Einrichtung vermitteln dem Sohn, dass nur eine persönliche Einwilligung der Mutter oder ein Richter diese Maßnahmen genehmigen könne, nicht aber er als Betreuer. Daraufhin verschafft sich der Sohn die Unterschrift seiner Mutter auf einer Einwilligung zu Bettgitter und Stecktisch. Wie auch immer der Sohn zu dieser Unterschrift gekommen ist, die Mitarbeiter stecken im Dilemma. Die Dame hat unterschrieben. Was tun? Rechtlich betrachtet ist es zunächst relativ einfach:

- Auch eine schriftliche Einwilligung kann jederzeit mündlich aufgehoben werden.
- Wenn man Zweifel hat, dass die Dame ihren geäußerten Willen tatsächlich überblicken kann, sollte man einen Antrag bei Gericht stellen.
- Wenn der Wille des Betreuers nicht zum Willen des Betreuten passt, sollte das Gericht ebenfalls involviert werden

Schwieriger wird es bei dem Gespräch mit dem Sohn: Zunächst muss geklärt werden, warum die Dame immer wieder vom Stuhl oder Bett aufsteht. Vielleicht ist es der Juckreiz, der sie dazu treibt? Dann sollte im Team erneut über Alternativen nachgedacht werden. Unbedingt aber muss die Leitung (nicht die Mitarbeiter) mit dem Sohn sprechen und ihre Sichtweise sowie die Rechtslage darlegen.

Aus dem ambulanten Bereich wurde uns Folgendes berichtet: Ein pflegebedürftiger älterer Herr lebt zu Hause. Er hat Pflegestufe III. Kinder und Enkel übernehmen mit Unterstützung eines ambulanten Dienstes die Pflege. Nach mehreren Stürzen wurde das Bett mit Bettgittern versehen. Beide Arme des älteren Herrn werden seither am Bettgitter fixiert, weil er nicht mehr allein gehfähig ist, aber einen vermehrten Bewegungsdrang hat und auch über das Bettgitter steigen würde. Er ist nach Stürzen aus der Vergangenheit immer weniger bewegungsfähig geworden, erlitt bereits mehrere Frakturen. Die Angehörigen sagen, dass sie ihre Nachtruhe brauchen und nicht möchten, dass der Herr erneut stürzt. Der beteiligte Pflegedienst kommt morgens zur Körperpflege, hat sonst keinerlei Dienstleistung zu erbringen, auch nicht zur Mobilisierung. Somit sieht sich der Pflegedienst außen vor. Wie sieht es rechtlich aus?

Es gibt genügend Richter, die sich außerstande sehen, § 1906 BGB zur Genehmigung freiheitseinschränkender Maßnahmen im häuslichen Bereich anzuwenden. Im konkreten Fall ist bislang kein Betreuer eingesetzt. Es wäre daher sinnvoll, einen gesetzlichen Betreuer zu bestellen, denn dieser hat die Pflicht, zum Wohle des zu Betreuenden zu agieren. Grundsätzlich aber gilt auch hier der Spruch: Wo kein Kläger, da kein Richter. Wenn die Angehörigen sich im Recht sehen und der ambulante Dienst sich raushält, wird dieser Herr bis zum Rest seines Lebens fixiert bleiben. Ein Richter könnte sowieso nur einschreiten, wenn er davon Kenntnis erlangt.

Der ambulante Dienst agiert nicht, weil er Bedenken hat, den Kunden zu verlieren. Wenn alle wegschauen, kann aber niemand helfen. Dem ambulanten Dienst ist zu raten, ein gemeinsames Gespräch zu suchen oder eine Fallkonferenz einzuberufen. Man könnte mit den Angehörigen das besprechen, was wir Ihnen in diesem Buch auch empfehlen, nämlich Fragen zu stellen (▶ Kap. 10.1). Die wichtigsten Fragen sind jene nach der Ursache und den Alternativen. Bevor Sie Vorschläge machen, sollten Sie erst einmal die Angehörigen fragen, welche Ideen oder Möglichkeiten sie selbst sehen. Machen Sie auch deutlich, dass das Reduzieren von freiheitseinschränkenden Maßnahmen Geduld, Mut und Zeit braucht. Man muss sich kleine Ziele stecken.

Ein weiterer Fall: Ein Klient lebt seit zwei Jahren auf einer geschlossenen Station. Er ist aktuell versorgt mit einer Fünfpunktfixierung, Schutzhelm, Schutzhandschuhen und chemischer, also medikamentöser Fixierung. Er hat seit Geburt eine Intelligenzminderung, schreit häufig und kann verbal nur erschwert kommunizieren. Er versteht nur wenige Begriffe wie »Socken« oder »Essen und Trinken«. Er hat, nach Auskunft der Mutter, einen extremen Bewegungsdrang, kennt dabei kein Halten, würde bis zur Erschöpfung laufen. Zunächst war eine Fixierung nur mittels Bauchgurt im Bett angeordnet. Der Klient verletzte sich daraufhin die Arme am Bettgitter und schlug seinen Kopf gegen das Gitter oder das Kopfende seines Bettes. Daraufhin erfolgte eine Fünfpunktfixierung und der Klient erhielt einen Schutzhelm. Die Situation wurde noch dramatischer: Der Klient biss sich immer wieder in die Hände, griff sich in den Analbereich und holte Stuhlgang aus dem Anus. Konsequenz: Der Klient erhielt Schutzhandschuhe. In dieser Weise, mit Gurt, Schutzhelm und -handschuhen wird der Klient nachts fixiert. Tagsüber geschieht dies nur, wenn er bis zur Erschöpfung läuft und man ihn zum Ausruhen ins Bett legt, oder wenn er mit dem Kopf gegen die Wand schlägt.

Der Klient hat eine extreme Vorliebe für Socken, die er sich allerdings bei den Mitbewohnern besorgt, was zu Stresssituationen führt. Socken sammeln ist das einzige, womit sich der Klient beschäftigt. Das war schon zu Hause so. Ansonsten sucht er ständig Kontakt zum Pflegepersonal. Seine Mitbewohner interessieren ihn nicht, er wohnt auch allein im Zimmer. Hin und wieder kommt seine Mutter zu Besuch und geht mit ihm spazieren. Der Klient lebte die meiste Zeit seines Lebens bei seiner Mutter, bis diese sich außerstande sah, ständig nach ihrem Sohn zu sehen oder ihn zurückzuholen, wenn er wieder einmal unkontrolliert aus dem Haus gelaufen war.

Wir stellen fest: Die Maßnahmen zur Fixierung haben sich im Laufe der Zeit erhöht und sie begannen erst im Heim. Deshalb sollte man auch versuchen, nur schrittweise bestimmte Fixierungen abzubauen. Folgende Fragen spielen dabei eine Rolle:

- Wann tritt welche Gefahrensituation auf? Z. B. wenn Pflegekräfte ihn ignorieren, im Dienstzimmer sitzen und der Klient vor der Glasscheibe steht und niemand ihn beachtet.
- Ursachenforschung: Wie war es zu Hause? Was war da anders? Wie ist die Mutter mit der einen oder anderen Situation umgegangen? Was hat sie als Bewältigungsstrategie angewendet? Wie hat sie den Sohn beschäftigt?
- Passen die verwendeten Medikamente zusammen? Wieso bekommt der Klient sedierende Medikamente, die offensichtlich ihre Wirkung verfehlen? Hat er Schmerzen (Zähne, Kopf, Knochen etc.)?
- Sicherheit geben durch Präsenz von Pflegekräften und/oder Aufmerksamkeit. Z. B. kann der Klient mitgenommen werden, wo immer es geht. Nachts kann man ein Babyphone ans Bett stellen, um zu hören, wann er wach ist und Zuwendung braucht. Pflegende sollten nie wortlos auf dem Flur an ihm vorbeilaufen. Sie könnten ihn auch mit ins Dienstzimmer nehmen, wenn dort Tabletten gerichtet werden oder die Dokumentation geführt wird.
- Sockenkisten aufstellen. Jede Pflegekraft kann von zu Hause alte Socken mitbringen, in Kisten oder in Taschen legen, sodass der Klient diese zusammensuchen kann.

Die besten Ideen findet man, wenn man miteinander redet. Geboten wäre also eine Fallbesprechung, an der – Interesse vorausgesetzt – die Mutter teilnehmen könnte.

6.2 Jeder hat das Recht zu stürzen

Jeder Mensch hat ein Sturzrisiko. Es beginnt ab dem ersten Lebensjahr und endet mit dem Tod. Beachten Sie auch die Selbstbestimmung Ihrer Klienten. Je selbstbestimmter jemand ist, desto eher kann er sich auch schaden. Wenn ein Mensch allein zur Toilette geht, kann er auf dem Weg dahin stürzen. Wer allein vom Bett aufsteht, kann ausrutschen. Wer allein in den Garten geht, kann dort hinfallen. Je mehr Selbstständigkeit ein Klient hat, desto geringer ist Ihr Risiko einer Haftung. Erst wenn eine Gefahrensituation erkannt und keine entsprechenden Maßnahmen ergriffen wurden, gibt es Nachfragen. Diese Nachfragen sehen viele Pflegenden aber bereits als Affront. Wenn die Tochter fragt, wieso ihr Vater gefallen ist, gehen Pflegende nicht selten sofort in die Defensive und antworten:

- »Ich bin gerade erst gekommen.«
- »Ich war nicht im Dienst.«
- »Wir können nicht überall sein.«

Keine dieser Antworten ist hilfreich. Denn die Frage, warum es einen Sturz gab, ist berechtigt. Hoffentlich wird jeder einzelne Sturz hinterfragt, denn ansonsten gehen Stürze einfach im Tagesablauf unter. Als Pflegende müssen Sie ein »Warum« nicht nur zulassen, sondern sogar selbst stellen: Warum ist der Klient in der Nacht aufgestanden? Warum läuft er ohne Schuhe? Warum verlässt er das Haus? Warum möchte er sich nicht waschen lassen? Erst die Frage nach der Ursache bietet Ihnen den Schlüssel zur Problemlösung und damit zur Alternative (▶ Kap. 10).

6.3 Wenn genehmigte freiheitseinschränkende Maßnahmen nicht angewendet werden

Ein richterlicher Beschluss ist immer mit dem Zusatz hinterlegt, dass die Maßnahme nur im »erforderlichen Maß« anzuwenden oder auf die Zeitdauer der Notwendigkeit eingegrenzt ist. Mit anderen Worten: Sie müssen an jedem Tag entsprechend der Situation entscheiden, ob und wie lange die Maßnahme notwendig ist. Hier sind Ihr fachliches Wissen und Ihr Mut zu Entscheidungen gefragt. Auch hier ist eine nachvollziehbare Dokumentation notwendig.

Es gibt also keine Pflicht, eine freiheitseinschränkende Maßnahme täglich über 24 Stunden anzuwenden. Eine Genehmigung ist keine Verpflichtung. Der Richter bestätigt lediglich, dass es zu bestimmten Zeiten erforderlich sein kann, freiheitseinschränkende Maßnahmen zu ergreifen und genehmigt dies. Bei Nichtanwendung bleibt man straffrei, urteilte ein Richter (▶ Kap. 1.2.4).

Folgende Situation in einer Pflegeeinrichtung: Ein Klient wird in der Nacht mit Bauchgurt im Bett fixiert, die Bettgitter werden nach oben gezogen. Dies wird acht Wochen lang durchgeführt, bis die Nachtwachen melden, dass der Klient ruhig im Bett liegt und nicht versucht, über das Bettgitter zu steigen. Die Pflegedienstleitung befürwortet das Weglassen des Bauchgurtes mit der Auflage, dass zunächst verstärkt Rundgänge durchgeführt werden sollen. Der Mann kann in der Folge ohne Bauchgurt schlafen. Es stellt sich die Frage, warum man auf einmal komplett auf eine Maßnahme verzichtet, die man sonst die gesamte Nacht über angewendet hat? Wieso wurde der Gurt nicht schrittweise reduziert, erst vom ersten bis zum zweiten Rundgang usw.? Wäre der Klient ohne Fixierung über das Bettgitter gestiegen und hätte sich verletzt, wäre das eine zentrale Frage gewesen!

Oft tragen Klienten im Rollstuhl Bauchgurte, auch beim Essen, beim Singen und bei der Beschäftigung. Es gibt also genügend Möglichkeiten, diese Art der Fixierung punktuell zu lösen. Aber leider ist die Angst der Pflegenden oft größer als ihre Sorgfalt im Umgang mit freiheitseinschränkenden Maßnahmen. Ein richterlicher Beschluss ist mit dem Zusatz hinterlegt, dass die Maßnahme nur im »erforderlichen Maß« anzuwenden ist. Mit anderen Worten: Pflegende müssen an jedem Tag entsprechend der Situation entscheiden, ob eine Maßnahme jetzt notwendig ist und wie lange. Sie müssen abwägen zwischen der Sicherheit durch Fixierung und der Freiheit.

Das häufigste Argument, das wir in Diskussionen mit Pflegekräften hören: »Ich möchte nicht, dass der Mensch sich weh tut.« Das ist sehr lobenswert. Aber welcher Schmerz ist größer: Wenn der Bewohner stürzt oder wenn er durch langes unbewegliches Sitzen einen Dekubitus und Kontrakturen erleidet? Was ist mit dem seelischen Schmerz, den ein Mensch verspürt, wenn er festgebunden oder eingesperrt ist? Ein Risiko müssen Sie immer eingehen. Das nächste Argument ist in der Regel »...und wer übernimmt die Verantwortung, wenn was passiert?« Die Antwort: Derjenige, der die Entscheidung trifft. Verantwortung übernehmen bezieht sich aber nicht nur auf den Sturz, der eventuell passieren könnte, sondern auch auf die Folgen einer freiheitseinschränkenden Maßnahme. Deshalb wäre dieses Argument viel eher gültig, wenn es bei der Anwendung einer solchen Maßnahme eingebracht würde. Zudem haben wir mehrfach darauf verwiesen, dass alle bisherigen Erhebungen zeigen, dass kluge Entscheidungen gegen freiheitseinschränkende Maßnahmen und für Alternativen nicht zu mehr Stürzen führen. Hier ist Ihr fachliches Wissen gefragt und eine nachvollziehbare Dokumentation notwendig.

In der Pflegeplanung/SIS® muss die Anwendung von freiheitseinschränkenden Maßnahmen beschrieben werden: Wann wird diese angewendet, in welcher Situation und warum? Legen Sie genau fest, in welchen Situationen bzw. bei welchen Verhaltensweisen ein Bettgitter, ein Therapietisch oder ein Gurt eingesetzt werden. Umso klarer und nachvollziehbarer eine Situation und die entsprechenden Maßnahmen in der Pflegeplanung/SIS® beschrieben sind, desto einfacher ist die Begründung, warum die Maßnahme an diesem Tag, zu dieser Stunde ggf. nicht zum Einsatz kam. Oft wird argumentiert, dass nicht genügend Zeit für Pflegeplanungen vorhanden ist. Wir argumentieren: Eine handlungsleitende Pflegeplanung/SIS® gibt Sicherheit, ist Entscheidungshilfe und wird im Fall eines Haftpflichtschadens Ihr Vorteil sein. Außerdem können Sie sich bei einer nachvollziehbaren Planung im Pflegebericht darauf beziehen und müssen keine »erklärenden

Romane« schreiben. Außerdem ist im Fixierungsprotokoll zu vermerken, wann eine Maßnahme angewandt oder entfernt wird. Ein Eintrag im Berichtsblatt muss alle abweichenden Entscheidungen begründen.

Wie aus den bereits zitierten Urteilen ersichtlich ist, tendiert die Rechtsprechung in der heutigen Zeit zur Freiheit. In der Praxis bietet es sich an, dass man einen Beschluss, der nachweislich nicht mehr notwendig ist und den man auch nicht mehr anwendet, vom Betreuungsgericht aufheben lässt. Dann sind auch alle weiteren Dokumentationen zu diesem spezifischen Thema überflüssig. Stellen Sie jede freiheitseinschränke Maßnahme regelmäßig auf den Prüfstand.

- Warum ist die Maßnahme weiterhin erforderlich?
- In welcher Situation wird sie angewendet?
- Ist die Situation durchgehend gefährlich?
- Gibt es gefahrenarme Zeiten?
- Welche Alternativen können ausprobiert werden?

7 Sturzprophylaxe

Vermeidet eine Sturzprophylaxe Stürze? Wenn ja, welche und in welchem Fall? Interessant ist folgende Darstellung aus dem Leitfaden FEM[28]:

- Die meisten Stürze ereignen sich zwischen 7:00 und 14:00 Uhr.
- Die häufigsten Stürze geschehen beim Stehen oder Gehen ohne Hilfsmittel.
- Bei rund 50 % der gesamten Stürze gibt es sturzinduzierte Verletzungen.
- 41,2 % der BewohnerInnen von Pflegewohnheimen leiden unter Sturzangst.
- 79 % der PatientInnen stürzten mehr als einmal während des Aufenthalts.
- Am häufigsten (69 %) stürzten die PatientInnen im Zimmer, gefolgt von 14 % im Flur und 8 % im Bad.
- 53 % wurden neben dem Bett vorgefunden, 13 % neben dem Stuhl und 15 % der Stürze ereigneten sich beim Gehen, 3 % beim Mobilisationsversuch.
- In 98 % der Fälle wurde bereits vorher eine Sturzprophylaxe durchgeführt.[29]

Interessante Zahlen, denn wenn bei fast allen gestürzten Klienten bereits eine Sturzprophylaxe angewendet wurde, stellt sich die Frage: War es die richtige Maßnahme? Oder warum kommt es zu den vielen Stürzen? Unse-

---

[28] Köpke S et al. (2009): Leitlinie FEM – Evidenzbasierte Praxisleitlinie. Vermeidung von freiheitseinschränkenden Maßnahmen in der beruflichen Altenpflege. Universität Hamburg & Universität Witten/Herdecke. www.leitlinie-fem.de/download/LeitlinieFEM.pdf

[29] Lohrmann C (2010): Europäische Pflegequalitätserhebung, Graz, zitiert nach Hierzer, A. Implementierung einer Sturzdatenbank nach einer retrospektiven Analyse von Sturzgeschehen in der Geriatrie

rer Erkenntnis nach werden sturzprophylaktische Maßnahmen eben nicht individuell betrieben. Der Großteil der uns vorliegenden Pflegeplanungen sieht immer gleich aus, wie Sie hier (▶ Tab. 2) sehen:

Tab. 2: Beispiel einer Pflegeplanung

Pflegeproblem	Pflegeziel	Pflegemaßnahme
Sturzgefahr wegen Bewegungseinschränkung/Gangunsicherheit	Stürze sind vermieden/ minimiert	• Bei jeder Verrichtung darauf hinweisen, nicht allein zu gehen. • Rollator/Hilfsmittel in Reichweite stellen. • An festes Schuhwerk erinnern. • Auf ausreichend Licht achten. • Protektorenhosen anziehen. • Klingel in Reichweite legen.

Solche und ähnliche Planungen sind Standard in ambulanten und stationären Einrichtungen. Aber diese Problembeschreibung ist zu global. Es wird nicht deutlich, welches Risiko der Klient tatsächlich hat. Es wird nicht auf die intrinsischen und extrinsischen Faktoren eingegangen, z. B. »vergisst seinen Rollator, macht nachts auf dem Weg zur Toilette kein Licht, droht von der Bettkante zu rutschen, bewegt sich viel im Rollstuhl, droht vornüber zu kippen, trägt Hausschuhe, die keinen festen Halt bieten«.

Wenn die Probleme nicht individuell und explizit beschrieben sind, können auch keine geeigneten Maßnahmen ergriffen werden. Die oben aufgeführten Maßnahmen der Pflegeplanung sind losgelöst vom Problem und nicht individuell. Was ergibt es für einen Sinn, jemanden an festes Schuhwerk zu erinnern, wenn er aus dem Rollstuhl zu kippen droht? Welchen Sinn hat es, jemanden auf Stolperfallen aufmerksam zu machen, der seinen Rollator vergisst? Ist eine Protektorenhose eine Sturzprophylaxe, eine Vorbeugung vor einem Sturz? Sicher nicht! Sie kann maximal die Sturzfolgen minimieren und selbst das ist umstritten (▶ Kap. 10.10.8). Tatsächlich müssen Sie zunächst ergründen, in welchen Situationen sich der Klient gefährdet. Was ist beim Klienten zu beobachten? Hier einige Beispiele:

- Geht in kleinen Tippelschritten, vornübergebeugt, kippt nach vorn/zur Seite.
- Schaukelt im Rollstuhl vor und zurück und droht heraus zu kippen.
- Hat das Zimmer vollgestellt; die Wege sind verstellt durch Hilfsmittel, Handtasche, Zeitungen etc., was mögliche Stolperfallen darstellt.
- Vergisst seine Schuhe anzuziehen und rutscht auf Socken weg.
- Steht zu schnell vom Bett/Stuhl auf, wird schwindelig und kippt um.
- Läuft bis zur Erschöpfung, vergisst Ruhepausen.
- Hat nicht mehr die Kraft, allein zur Toilette zu gehen, versucht es dennoch, will selbstständig bleiben.
- Steht in der Nacht immer wieder auf, macht kein Licht, droht zu fallen.
- Kleidung ist zu groß geworden, Hosen schleifen am Boden, droht darüber zu stolpern.

Erst wenn Sie das Problem herausgefiltert haben, können Sie gezielt darauf eingehen und Maßnahmen ergreifen oder wenigstens empfehlen (▸ Tab. 3).

Tab. 3: Erst das Problem, dann die Maßnahme

Pflegeproblem	Pflegeziel	Pflegemaßnahme
• Vergisst seine Schuhe anzuziehen und rutscht auf Socken weg	• Trägt Stoppersocken oder feste Schuhe	• An Schuhe erinnern und in der Nacht Stoppersocken anziehen
• Steht in der Nacht immer wieder auf, macht kein Licht, droht daher zu fallen	• Orientierungslicht ist vorhanden	• Kleine Lampe im Bad/Flur brennen lassen oder Orientierungslicht anmachen (im Heim in der Wand, ambulant in der Steckdose möglich)
• Schaukelt im Rollstuhl vor und zurück und droht heraus zu kippen	• Herauskippen ist vermieden • Bewegungsdrang kann ausgelebt werden	• Keilkissen unter Unterschenkel • Bei jedem Pflegekontakt helfen aufzustehen und wenn möglich einige Schritte zu gehen

Tipp
Lesen Sie Ihre Pflegeplanung/SIS® vor, ohne den Namen des Klienten zu nennen. Wenn Ihr Kollege nach dem Zuhören weiß, wer gemeint ist, haben Sie mit Sicherheit eine individuelle Beschreibung.

Neben den entsprechenden Maßnahmen zur Sturzprophylaxe kommen aber auch andere vorbeugende Maßnahmen in Betracht. Allem voran steht das Kraft- und Balancetraining. Ein trainierter Körper kann letztlich mit Gefahrensituationen besser umgehen. So können folgende Maßnahmen helfen:

- Krafttraining,
- Balancetraining,
- Gehtraining,
- Motomed-Fahrräder als Liege oder Sitzfahrrad,
- Dual-Task-Training (Doppelaufgabe, z. B. beim Gehen ein Glas Wasser balancieren und dabei von 100 in 3er-Schritten rückwärts zählen, gemäß ETH Zürich[30]).

Dies kann zu Hause oder im Heim geschehen, auf Rezept über professionelle Physiotherapie oder durch Laien initiiert und durchgeführt. Jede Bewegung hilft Muskelkraft zu erhalten, aufzubauen und zu verbessern. Natürlich muss das Training an den Möglichkeiten des Klienten entlang geschehen. Jeder von uns erhält nach einem Sturz mit Folgen sofort Rezepte zur Krankengymnastik, bei älteren Menschen denkt man an FEM. Neben der klassischen Prophylaxe mit dem Klienten kann auch das Umfeld anders gestaltet werden (▶ Kap. 10), z. B.

- Niederflurbetten,
- Notruf- oder Sensormatratzen, die Signal geben, sobald eine Person das Bett verlässt. Aber Vorsicht: Es ist ein Eingriff in die Persönlichkeitsrechte, jemanden derart zu überwachen,

[30] Vgl. CareKonkret vom 13. 1. 2012, S. 5

- Sensormatten vorm Bett. Ähnlich wie die Notruf- oder Sensormatratzen löst diese Matte Alarm aus, wenn sich jemand darauf stellt. Diese Matten können in modernen Einrichtungen mit der Notrufklingel gekoppelt werden, so läuft der Alarm bei den diensthabenden Mitarbeitern auf,
- Rollen, Sitz- oder Keilkissen, die ein Herausrutschen aus Rollstuhl, Stuhl oder Sessel verhindern, ebenso wie Antirutschmatten,
- Stoppersocken,
- sinnvolle Betätigung,
- Anpassung der Hilfsmittel,
- Anpassung der Kleidung,
- Überprüfung der Lichtverhältnisse,
- Schulung der Mitarbeiter im Umgang mit Menschen mit Demenz und/ oder herausforderndem Verhalten.

8 Szenen aus dem Alltag

Eine Steigerung, die nichts Gutes verheißt: Die Zahl unberechtigt ergriffener freiheitseinschränkender Maßnahmen steigt an.

Der 6. Ergebnisbericht des MDS[31] über die Qualität in ambulanten und stationären Pflegeeinrichtungen zeigt, dass im Jahr 2020 bei rund 5,6 % aller geprüften Heimbewohner eine freiheitseinschränkende Maßnahme angewendet wurde, also bei 5.257 Klienten. Dies muss man als sehr positive Entwicklung werten, denn 2013 waren es noch 20 %, wie der 3. Ergebnisbericht des MDS zeigte. In der ambulanten Pflege zeigte eine Studie[32], bei der der MDK beteiligt war, eine Fixierungsrate von 8 %. Im 5. und 6. Ergebnisbericht des MDS finden sich keine Anhaltszahlen zu Freiheitseinschränkungen im häuslichen Bereich. Daraus ergeben sich Fragen:

- Wie hoch ist die Dunkelziffer im ambulanten Bereich?
- Resultiert die niedrigere Fixierungsrate zu Hause aus den niedrigeren Pflegegraden, sprich: einer geringeren Pflegebedürftigkeit?

Ernüchternd sind die im 6. Bericht veröffentlichten Zahlen hinsichtlich der nicht erfolgten Evaluierung von genehmigten Maßnahmen im stationären

[31] MDS e.V. (2012): 6. Bericht des MDS nach § 114a Abs. 6 SGB XI, Qualität in der ambulanten und stationären Pflege. Essen

[32] Freiheitsentziehende Maßnahmen in der Pflege -Realität und Perspektiven. Fachtagung für Pflegekräfte. München (21. 03. 2011) und Nürnberg (04. 04. 2011) Ergebnisse einer Umfrage zu Freiheitsentziehenden Maßnahmen in vier Bundesländern

Bereich. Bei 10,7 % der Klienten wurde die Maßnahme nicht regelmäßig überprüft. Bei 347 der 5.257 geprüften Klienten wurden Maßnahmen zur Einschränkung der Freiheit angewandt, die nicht entsprechend genehmigt waren.

2012 noch ergab eine Schätzung der ZDF-Fernsehsendung Zoom, dass insgesamt 140.000 Heimbewohner in Deutschland in ihrer Freiheit eingeschränkt wurden. Wir sind zuversichtlich, dass wir solche Nachrichten nicht mehr hören müssen. Sebastian Kirsch vom Betreuungsgericht Partenkirchen gab in derselben Fernsehsendung unumwunden zu, dass Richter und Verfahrenspfleger die Maßnahmen zur Freiheitseinschränkung oft aus Überforderung genehmigen. Nur rund 5 % der Anträge werden abgelehnt, weil die Kenntnis über die die Erforderlichkeit der Maßnahme fehlte. Die Richter sind pflegerische Laien, die Verfahrenspfleger meist auch. Deshalb fordert Richter Kirsch, dass pflegerisch ausgebildete Menschen zu Verfahrenspflegern bestimmt werden. Dr. Kirsch ist Mitinitiator des sogenannten Werdenfelser Wegs. Nach Einführung des Werdenfelser Wegs, insbesondere dem Einsatz von pflegerisch geschulten Verfahrenspflegern, ging das Antragsverfahren nach Aussage von Josef Wassermanns in einem Artikel[33] um rund 70 % zurück.

In der eben erwähnten ZDF-Sendung kam auch Professor Gabriele Meyer zu Wort. Sie untersuchte deutschlandweit die freiheitseinschränkenden Maßnahmen in Altenheimen und Krankenhäusern. In ihrer Studie ermittelte sie, dass rund 80 % der Führungskräfte in Krankenhäusern bestätigen, dass sie freiheitseinschränkende Maßnahmen durchführen. Die Studie von Gabriele Meyer (Uni Witten Herdecke) ergab zudem, dass die Zahl der freiheitseinschränkenden Maßnahmen in Altenheimen sehr unterschiedlich hoch läge. Die Zahl der durchgeführten Maßnahmen schwanke pro Einrichtung zwischen 4 und 60 %. Die Fixierung der Heimbewohner sei zudem unabhängig von der Anzahl der Pflegekräfte. Es ist also keine Frage der fehlenden Zeit, einen Menschen zu fixieren. Diese Erkenntnis legt den Schluss nahe, dass freiheitseinschränkende Maßnahmen nicht von Zeit und Personal, sondern vielmehr von der Haltung der Leitungskräfte und Mitarbeiter sowie deren

[33] CareKonkret Nr. 33 vom 19.08.2011, S.7

Wissen abhängig sind. Gabriele Meyer vermutet, dass das entsprechende Wissen auch zu einer anderen Haltung und damit zu rund einem Drittel weniger freiheitseinschränkender Maßnahmen führen kann.

Notwendige Erinnerung: Die Würde des Menschen ist (un-)antastbar.

Auszug aus der Reportage »Die Würde des Menschen wird tastbar« von Josef Seitz aus FOCUS Nr. 23 (2009): *»Dieses Hinlegen ist wie ein Kippen aus der Welt, zwei Wimpernschläge schnell. Links ein Gitter hoch. Das Gitter rechts. Schon beginnt dieses neue Leben. Es ist ein Leben im Liegen. Alles ist zugewiesen. Der Raum, das Bett, die Rückenlage. Sogar das Sichtfeld. Die Zimmerdecke ist weiß. Zwei Leuchtstoffröhren geben Licht. Von draußen ist ein Auto zu hören. Zu sehen ist es nicht, bis zum Fenster lässt sich der Kopf nicht drehen. Die Füße sind festgebunden. Die Hände stecken angezurrt. Der Bauchgurt schließt sich. Der Pfleger verabschiedet sich. ›Ich mach meine Runde, in einer Stunde komm ich wieder.‹ Was ist, wenn er nicht kommt? Zwischen den Beinen raschelt die Windel. Das gibt sich schnell. Es ist warm heute, bald klebt sie am Körper fest. An der Decke krabbelt eine Fliege. Der Pfleger hat erzählt, dass er heute noch einen Termin hat, mit seiner Tochter. Die will nicht zum Zahnarzt. Denkt er noch daran, vorher zurückzukommen? Die Fliege ist sehr dick, sehr schwarz. Sie brummt eine Runde durchs Zimmer. Sie soll sich bitte nicht ins Gesicht setzen. Links markiert ein Schild in Grün den Fluchtweg. Der Mann darauf läuft, hinter ihm züngeln Flammen. Was, wenn jetzt Alarm ausgelöst wird. Oben im Haus schlägt eine Tür zu. Es kostet Überwindung, das erste Mal in die Windel zu pinkeln. Ist das eine Ahnung von Alter, die der Selbstversuch gibt? Der Pfleger ist examiniert, das Heim ist zertifiziert, Bett und Bettgitter sind normiert. Sogar die Windeln sind farblich klassifiziert. Die 5-Punkt-Fixierung, die unfähig macht, auch nur eine Fliege zu verscheuchen, ist ein deutsches Qualitätsprodukt. Das Prinzip ist vollkommen. Nur der Mensch fühlt sich darin als Opfer.«*

Sicher ist die Situation hier sehr drastisch und hoch emotional dargestellt. Aber wissen wir wirklich, was in den Menschen, die unserer Pflege, unserer Fürsorge anvertraut werden, vorgeht?

9 Wenn es nicht ohne Fixierung geht

9.1 Antragstellung bei Gericht

Zuständig sind die Betreuungsgerichte, früher die Vormundschaftsgerichte. Bevor ein Antrag gestellt wird, sollten Sie vorab klären, ob es sich überhaupt um eine genehmigungspflichtige Maßnahme handelt (▶ Kap. 2.6). Bemühen Sie das Gericht, wenn Sie es brauchen, aber belasten Sie es nicht unnötig. Die Zusammenarbeit mit dem Betreuungsgericht im Umgang mit freiheitseinschränkenden Maßnahmen kann man gelegentlich als Herausforderung bezeichnen. Es gibt zwar klare gesetzliche Festlegungen, aber eben auch verschiedene Auslegungen und Auffassungen der zuständigen Richter. Das verunsichert die Pflegenden zusätzlich. Wir haben im beruflichen Alltag dazu einige Varianten erlebt.

Betreuungsrichter in Sachsen-Anhalt und Thüringen diskutierten, dass die Pflegekräfte doch selbst entscheiden mögen, wann sie welche Maßnahmen anwenden. Schließlich kennt doch die Pflegekraft den Bewohner am besten und sie als Richter hätten keine Zeit, sich mit jedem einzelnen Fall zu befassen. Besonders bei bettlägerigen Bewohnern halten sie eine Antragstellung zudem für völlig überflüssig.

Die Mitarbeiter der betreffenden Einrichtungen waren damit in der Zwickmühle. Sie erlebten vom Qualitätsmanagement (QM) ihres Trägers eine andere Haltung und Forderung bezüglich der Antragstellung als der zuständige Richter, der schließlich mehr Gewicht hat als das eigene QM. Was tun? Das QM fordert eine genaue Prüfung der freiheitseinschränkenden Maßnahme, eben auch des Bettgitters. Wenn der vorwiegend Bettlägerige durchaus in der Lage ist sich zu bewegen oder den klaren Willen hat aufzustehen, dann sieht das QM der Einrichtung eine Antragstellung vor. Stellt man diesen Antrag bei den betreffenden Betreuungsgerichten, sind die Richter sauer, weil sie mit solchen Kinkerlitzchen behelligt werden.

Ein anderer Fall stammt aus einer Einrichtung des sogenannten behüteten Bereichs, bei dem jeder nach draußen gehen kann. Das Öffnen der Tür gibt ein Signal auf das Handy der Pflegekräfte. Dieses Signal kann unterdrückt werden, indem ein Zahlencode an der Tür eingegeben wird, der neben der Tür offen aushängt. Die Heimaufsicht wertet dies nicht als freiheitseinschränkende Maßnahme. Der Richter erklärt, dass er das Wohnen in diesem Bereich genehmigen muss.

Bei einem Träger einer Einrichtung in Mecklenburg-Vorpommern ereignete sich folgende Situation: Die Einrichtung ist ein saniertes, unter Denkmalschutz stehendes Gebäude. Die Haupteingangstür besteht aus einer zweiflügeligen, schweren, fast drei Meter hohen Holztür. Für ältere oder schwächere Menschen ist die Tür ohne Hilfe nicht zu öffnen. Deshalb hat der Träger der Einrichtung elektrische Türöffner eingebaut. Nähert sich jemand der Tür, öffnet sich der Doppelflügel. Vor der Einrichtung befindet sich eine Straße. Die zuständige Heimaufsicht sah genau diese Konstellation als gefährlich für demenziell erkrankte Bewohner an. Sie argumentierte, wenn die Tür sich automatisch öffne, sobald sich jemand nähert, werden demenziell erkrankte Bewohner förmlich dazu aufgefordert, das Haus zu verlassen, könnten auf die Straße gehen und sich verletzen.

Der Träger der Einrichtung sah das ein und tauschte die automatische Öffnung gegen eine Öffnung auf Knopfdruck. Die Heimaufsicht war zufrieden. Dann kam eine MDK-Prüfung. Die Prüfer sahen den Knopf und gaben an, dass dies für demenziell Erkrankte ein unzumutbares Hindernis darstelle. Jeder müsse jederzeit die Möglichkeit haben, vor die Tür zu treten. Der Knopf sei unter dem Motto »Trickschloss« zu verbuchen und es müssten Genehmigungen her.

Die Einrichtung befragte das zuständige Gericht. Zunächst gab es gar keine Antwort. Dann auf weiteres Drängen einen Vororttermin und die Weiterleitung der Argumente von Heimaufsicht und MDK an den Richter. Der sagte: »Sollen die beiden sich einigen, dann entscheide ich, ob ich genehmigen muss«. Da Heimaufsicht und MDK sich auch drei Jahre später noch nicht dazu geäußert hatten, ruht die Angelegenheit. Die Tür wird nach wie vor per Knopf geöffnet.

Ein anderer Fall: Im Süden Berlins stand ein Betreuungsrichter auf dem Standpunkt, dass ihm Bettgitter, die ab Matratzenkante gemessen niedriger als 25 cm sind, nicht zur Genehmigung vorgelegt werden müssen (▶ Kap. 2.1).

Auch die folgende Haltung ist interessant: Der Betreuungsrichter einer bayerischen Einrichtung verlangt, dass ihm jede Rollstuhlbremse als freiheitseinschränkende Maßnahme gemeldet wird. Er hat sich voll mit dem Werdenfelser Weg identifiziert und will sich einbringen. Aber das ist ein weites Feld: Sicher werden Menschen damit am Fortbewegen gehindert, aber in erster Linie wird die Rollstuhlbremse beim Umsetzen des Pflegebedürftigen genutzt, damit der Rollstuhl nicht ungewollt wegrollt.

Freiheitseinschränkende Maßnahmen unterliegen, sofern der Klient nicht einwilligungsfähig ist, dem Genehmigungsvorbehalt des Betreuungsgerichts. § 1906 BGB trägt die Überschrift: »Genehmigung des Betreuungsgerichts bei der Unterbringung«. Dazu zählen unstrittig auch alle unterbringungsähnlichen Maßnahmen, nämlich alle freiheitseinschränkenden. Es kommt bei der Frage, ob ein Antrag bei Gericht gestellt werden muss, nicht darauf an, ob ein gesetzlicher Betreuer bestellt ist oder jemand eine Generalvollmacht besitzt. Auf jeden Fall gilt § 1906 Abs. 2 BGB: *»Die Unterbringung nach § 1906 Abs. 4 BGB ist nur mit Genehmigung des Betreuungsgerichts zulässig. Ohne die Genehmigung ist die Unterbringung und jede freiheitseinschränkende Maßnahme nur zulässig, wenn mit dem Aufschub Gefahr verbunden ist; die Genehmigung ist unverzüglich nachzuholen.«*

Für den Bevollmächtigten gilt § 1906 Abs. 5 BGB entsprechend. Das sah das BGH in seinem jüngsten Urteil (27.06.2012, XII ZB 24/12) genauso und begründet: »Das Betreuungsgericht hat daher zum Schutz des Betroffenen nicht nur zu überprüfen, ob die Vorsorgevollmacht rechtswirksam erteilt ist, ob sie die Einwilligung in freiheitsentziehende Maßnahmen umfasst und auch nicht zwischenzeitlich widerrufen ist, sondern insbesondere, ob die Vollmacht dadurch in Kraft gesetzt ist, dass eine Gefährdungslage überhaupt vorliegt. Unter die Kontrolle des Betreuungsgerichts ist damit nicht die in Ausübung des Selbstbestimmungsrechts erfolgte Entscheidung des Betroffenen gestellt, sondern die gesetzesgemäße Handhabung der Vorsorgevollmacht durch den Bevollmächtigten. Damit soll sichergestellt werden, dass die Vorsorgevollmacht im Sinne des Betroffenen ausgeübt wird. Diese Kontrolle dient der Sicherung des artikulierten Willens des Betroffenen.«

Immer wieder gibt es bei diesbezüglichen Entscheidungen Diskussionen. Ist der Mensch in der Lage, seinen eigenen Willen zu äußern, wenn er demenziell erkrankt ist? Die Dame, die am Bettgitter rüttelt und ruft »Mach das weg« äußert sehr wohl ihren Willen. Auch wenn sie vielleicht nicht versteht, was »das« ist und vergessen hat, wie ihre Tochter heißt.

Wir raten in allen Fällen, bei denen Zweifel an der Einwilligungsfähigkeit des Klienten bestehen, das zuständige Betreuungsgericht zu bemühen (▸ Kap. 2.5) (▸ Kap. 2.6). Dass möglicherweise ein Richter nicht Ihrer Meinung ist, sollte Sie vom Pfad des Guten nicht abbringen, denn auch Richter sind nur Menschen und somit nicht unfehlbar.

9.2 Verfahrenspfleger

Mit dem Antrag zusammen sollte bereits die Bestätigung des Betreuers vorgelegt werden, in der er sein Einverständnis zur freiheitseinschränkenden Maßnahme erklärt. Wenn vorhanden, können auch Atteste etc. vorgelegt werden, die dem Richter ein umfassenderes Bild zur Erkrankung des Betreffenden geben. Gleichzeitig sollte die Maßnahme dezidiert beschrieben und in ihrer Notwendigkeit ausführlich begründet werden. Begründungen wie »Sturzgefahr« oder »Gangunsicherheit« sind lapidar, nicht nachvollziehbar und würden für alle Menschen gelten. Nach Eingang des Antrags wird in aller Regel ein Verfahrenspfleger bestellt, der sich mit dem Einzelfall kritisch auseinandersetzt. In der Regel reagieren Gerichte nach einem Antrag binnen sechs Wochen (§ 333 Satz 1 FamFG).

Verfahrenspfleger mit pflegerischem Hintergrund sind derzeit noch rar in Deutschland. Aber es werden immer mehr, denn immer stärker wird der Ruf der Betreuungsgerichte nach fachlich kompetenten Partnern. Viele Akademien und Weiterbildungsstätten haben sich bereits auf den steigenden Bedarf eingerichtet und bieten Schulungen an. Aber wie immer im Leben sollte man genau hinsehen, wer da was anbietet. Es gibt sehr gute Weiterbildungen, aber auch welche, bei denen man einen Schein für seine Anwesenheit erhält, leider ohne Garantie für Wissensvermittlung.

Der Verfahrenspfleger soll eingesetzt werden, um Gefahrensituationen zu analysieren. Daher muss er sowohl mit dem Gericht als auch mit den Pflegenden, Angehörigen und Betroffenen gleichermaßen in Kontakt treten und seine Einzelfallentscheidung zum Risiko erörtern. Dabei sollte sich der Verfahrenspfleger seiner wesentlichen Rolle bewusst werden.

Info
Ein Verfahrenspfleger ist in erster Linie Anwalt des Betreuten.

Die betreffende Person, die mit einer freiheitseinschränkenden Maßnahme bedacht werden soll, ist das schwächste Glied in der Kette. Alle »meinen es ja nur gut«. Insofern ist der Verfahrenspfleger ein wichtiger Sprecher und Mittler des Betreuten. Um seine Aufgabe korrekt wahrnehmen zu können, gehört neben die Kommunikation mit den Beteiligten auch die Akteneinsicht. Hat der Verfahrenspfleger seine Argumente (Gefahrenanalyse) beisammen, legt er diese dem Betreuungsrichter vor. Der Verfahrenspfleger entscheidet nicht, es entscheidet immer der Richter. Aber der Richter wird froh sein über jede gute Zuarbeit.

9.3 Genehmigter Antrag

Wenn der Antrag auf freiheitseinschränkende Maßnahmen genehmigt ist, sollten die Daten des Bescheids in die Wiedervorlage aufgenommen werden. Entweder hat man Kalender, EDV etc., in der die Maßnahme mit Genehmigungsdatum und Ende der Genehmigung notiert wird.

Info
Genehmigungen sind keine Freibriefe auf Jahre hinaus.

Die Bescheide sind in aller Regel auf zwei Jahre ausgestellt. Das bedeutet jedoch nicht, dass der Klient nun die nächsten zwei Jahre fixiert wird. Jede durchgeführte Maßnahme sollte regelmäßig hinsichtlich Notwendigkeit und Alternativen reflektiert werden. So sieht es auch der MDK-Prüfkatalog vor: In der MDK-Anleitung zur Prüfung der Qualität stationär steht die Frage 18.3: »*Wird die Notwendigkeit der freiheitseinschränkenden Maßnahmen regelmäßig überprüft?*« In der Ausfüllanleitung heißt es: »*Die Notwendigkeit freiheitseinschränkender Maßnahmen ist regelmäßig zu überprüfen (auch im Hinblick auf Alternativen) und zu dokumentieren. Das Überprüfungsintervall ist abhängig vom Krankheitsbild und vom Pflegezustand des Bewohners ...*

- *Gesetzliche Betreuer sind frühzeitig, d. h. schon bei der Anamnese mit einzubeziehen.*
- *Die Ursachen für das selbstgefährdende Verhalten sind zu eruieren.*
- *Die Alternativen sind nachvollziehbar anzuwenden/zu versuchen.*
- *Die Maßnahme mit dem (auch im Hinblick auf den zeitlichen Umfang) geringstmöglichen Eingriff in die Freiheit ist zu wählen.*

Freiheitsentziehende Interventionen sollten keinesfalls zum Zweck der Sturzprävention eingesetzt werden – oberster Grundsatz ist hier die Erhaltung und Förderung der sicheren Mobilität.« Für stationäre Einrichtungen wird also auch das Ergebnis der Qualitätsprüfung durch die Frage zum Umgang mit einer freiheitsbeschränkenden Maßnahme beeinflusst. Ambulant gibt es zwar keine vergleichbare Frage im Prüfkatalog, aber auch ambulante Dienste können sich der oben aufgeführten Fragen durchaus annehmen.

10 Alternativen

Vorab – es gibt nicht **die** Lösung. Jeder Mensch ist ein Individuum und was bei einem gut funktioniert, kann beim anderen unpassend sein. Aber es gibt viele kleine Tricks und Tipps, die ausprobiert werden können. Das Ziel ist Lebensqualität, die mit freiheitseinschränkenden Maßnahmen in aller Regel nicht kompatibel ist.

Um Erfolg zu haben, brauchen Sie neben Ideen auch Geduld.

Oft erleben wir, dass Mitarbeiter schon nach einer halben Stunde aufgeben, weil der Mensch nach dem Lösen einer bestehenden Fixierung erst einmal sehr unruhig wird. Dann bekommt er die Fixierung, etwa einen Bauchgurt, wieder um: »Wir haben es probiert, aber es geht nicht.« Was würden Sie tun, wenn Sie über Stunden, Tage, Wochen dauerhaft oder vorwiegend festgebunden wären und der Gurt plötzlich gelöst wird? Sie würden auch aufstehen und zusehen, dass Sie wegkommen. Zur Ruhe würden Sie vermutlich erst kommen, wenn Sie wüssten, dass niemand Sie verfolgt, anbindet und einsperrt.

Der beste Weg aus der freiheitseinschränkenden Maßnahme ist, diese nicht anzuwenden.

Sie erwarten unter der Überschrift »Alternativen« nun sicher ein Dutzend Möglichkeiten, wie freiheitseinschränkende Maßnahmen vermieden werden können. Vielleicht hätten Sie auch gern eine Liste mit Lösungen. Aber wir kennen den Einzelfall, den Sie gerade vor Augen haben, leider nicht. Denn jeder Fall ist ein Einzelfall und in jedem Einzelfall müssen Sie sich aufs Neue Gedanken machen.

10.1 Wunschdenken und Wirklichkeit

Die meisten gut gemeinten Programme sind wenig hilfreich. Zu diesem Ergebnis kommt die »Praxisleitlinie zur Vermeidung von freiheitseinschränkenden Maßnahmen in der beruflichen Altenpflege« (Leitlinie FEM)[34]. In einer Studie wurden insgesamt 24 Möglichkeiten zur Minimierung der Sturzgefahr und damit der freiheitseinschränkenden Maßnahme untersucht. Das Ergebnis ist ernüchternd.

Es konnte lediglich für eine Maßnahme eine Empfehlung ausgesprochen werden:

1. Anwendung von Schulungsprogrammen für Pflegefachkräfte

Für sieben Maßnahmen wurde eine **schwache Empfehlung** ausgesprochen

1. Spezifische Beschäftigungsprogramme von speziell ausgebildetem oder eigens geschultem Personal in einer Einrichtung,
2. aktive (selbst musizieren und/oder singen) und passive (Musik und/oder Gesang hören) Musikinterventionen in Einzel- oder Gruppensitzungen,
3. Tierkontakte,
4. Signalsysteme (technische Systeme zur Alarmierung wie z. B. Sensoren),
5. Betreuung von Bewohnern mit Demenz in speziellen Abteilungen (wie z. B. Dementia Care Units),
6. personenzentrierte Pflege,
7. Maßnahmen zur Umgebungsgestaltung im Innen- und Außenbereich von Alten- und Pflegeheimen.

[34] Köpke et al. 2008

Zwei Maßnahmen können nach Ansicht der LEG (Leitlinienentwicklungsgruppe) **nicht empfohlen werden:**
1. Spezifische helle Beleuchtung mit einer Stärke von 500 Lux,
2. Lichttherapien mit einer Stärke von über 2000 Lux.

Folgende Gedanken sind hilfreich, wenn Sie gewillt sind, nach Alternativen zu suchen und die Freiheit des Ihnen anvertrauten Menschen nicht einschränken wollen:
- Was wurde bisher versucht?
- Wie lange hat man den Versuch aufrechterhalten?
- In welcher Situation wurde was ausprobiert, mit welcher Wirkung?
- Wann beobachtet man die Gefahren, in die sich der Klient bringt?
- In welcher Situation tritt die Gefahr vermehrt auf, gibt es Schwankungen, gibt es gefahrenfreie Zeiten?
- Gibt es Zusammenhänge, die erkennbar sind? Wenn ja, sind die Ursachen bzgl. ihrer Veränderbarkeit zu hinterfragen (▶ Kap. 10.10).
- Wie zeigt sich die Gefährdung?
- Wie reagiert das Umfeld?
- Welchen Einfluss hat das Umfeld?
- Kann die freiheitseinschränkende Maßnahme auch für die Pflegenden gut sein oder sich positiv auf das Umfeld auswirken?
- Wie geht es dem Klienten in der Gefahrensituation?
- Wurde das Thema »Schmerz« hinterfragt und bearbeitet? Schmerzen, die nicht geäußert werden können, führen ggf. zu Verhaltensauffälligkeiten.
- Was weiß man zu Bewegungsmuster, Lebenseinstellung, Unabhängigkeit etc. dieses Menschen aus der Vergangenheit (Stichwort: Biografie)?
- Wie sähe eine mögliche Problembehandlung (Abwehr der Gefahr) aus?
- Welche Maßnahme wäre die beste, in welcher Gefahrensituation?
- Wie geht es dem Menschen vor und nach der freiheitseinschränkenden Maßnahme?
- Was sind die wirklichen Alternativen?

Diese und weitere Fragen helfen Ihnen auf dem Lösungsweg. Sollten Ihnen die Ideen ausgehen, holen Sie Kollegen oder auch völlig Berufsfremde mit ins Boot. Manchmal sieht man im Alltagsgeschäft die einfachsten Möglichkeiten nicht mehr. Wir haben gute Erfahrungen damit gemacht, wenn Kollegen aus anderen Bereichen den jeweiligen Fall unbefangen beurteilten. Etablieren Sie in Ihren Einrichtungen (ambulant oder stationär) eine Ethikkommission. Treffen Sie Entscheidungen nie allein, weder als Leitungskraft noch als Pflegende. Entscheidungen im Team stärken Sie in der Umsetzung und Handlung. Legen Sie fest, dass nur nach übereinstimmender Meinung mehrerer fach- und sozialkompetenter Personen eine freiheitseinschränkende Maßnahme beantragt wird. Holen Sie sich in stationären Einrichtungen in Ihre Kommission, wenn möglich, ein Mitglied des Heimbeirats, einen engagierten Angehörigen, den Pfarrer am Ort, oder wer auch immer bereit ist, sich für die Freiheit und Selbstbestimmung der Klienten einzusetzen.

Wir stellen immer wieder fest, dass einzig und allein die Haltung der Pflegenden darüber entscheidet, ob eine freiheitseinschränkende Maßnahme ergriffen wird oder nicht. Oder wie sonst ließe sich erklären, dass es in Deutschland Pflegeeinrichtungen gibt, die keinerlei freiheitseinschränkende Maßnahmen anwenden und gleichzeitig andere Einrichtungen 60 % ihrer Bewohner »in Sicherheit bringen«?

Personalknappheit ist kein Grund für eine Freiheitseinschränkung. Bei allen Untersuchungen zum Thema wurde kein Zusammenhang zwischen dem Stellenschlüssel und den angewandten freiheitseinschränkenden Maßnahmen festgestellt.

Bei ähnlichen Pflegestufen und Bewohnerstruktur geschieht dies zudem unabhängig vom Pflegeschlüssel. Personalnotstand ist nicht der Auslöser für freiheitseinschränkende Maßnahmen, da muss die Bereitschaft schon vor dem Notstand da gewesen sein. Interessant wäre in diesem Zusammenhang auch ein Vergleich dieser Häuser bezüglich der Lebensqualität, der Sekundärerkrankungen wie Infektionen und der Mortalität sowie auch der Krankheitsquote der Mitarbeiter. Leider verfügen wir derzeit nicht über solche Studien.

Bei einer in der Azurit-Gruppe (deutschlandweiter Altenheimbetreiber) durchgeführten Erhebung zu freiheitseinschränkenden Maßnahmen ergab sich folgendes Bild:

- Am Stichtag der Erhebung variierte die personelle Besetzung in den einzelnen Einrichtungen deutschlandweit nur um 2 %.
- Die Pflegestufenverteilung war nahezu identisch.
- Die Anwendung der freiheitseinschränkenden Maßnahmen bewegte sich in den 16 Einrichtungen zwischen 0 (Haus F) und 65 % (Haus B). Das ist ein klarer Hinweis darauf, dass der Umgang mit diesem Thema eine Haltungsfrage und keine Fragen des Personalschlüssels ist.

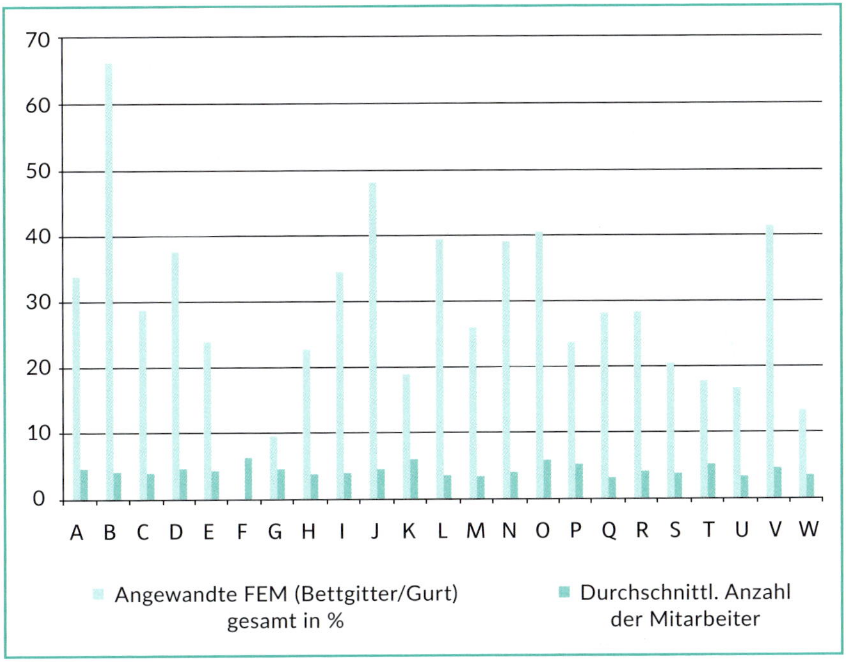

Abb. 15: Erhebung der Azurit-Gruppe.

Da ist es nicht verwunderlich, dass Haus B nicht nur das Haus mit den meisten freiheitseinschränkenden Maßnahmen ist; es wendet auch die meisten Gurtsysteme an. In Haus H hingegen werden keinerlei Gurte verwendet – bei ähnlichem Personalschlüssel und vergleichbarem Pflegestufenmix. Die

Haltung beginnt definitiv bei den Leitungskräften. In einem Altenheim haben wir erlebt, dass bei einem beinahe zeitgleichen Wechsel von Haus- und Pflegedienstleitung die Anwendung von Bettgittern und Bauchgurten innerhalb von drei Monaten um 50 % stieg. Da sich die Bedingungen, die Bewohnerklientel und die Mitarbeiterstruktur sowie Mitarbeiteranzahl nicht veränderten, kann nur die Leitung das auslösende Moment gewesen sein.

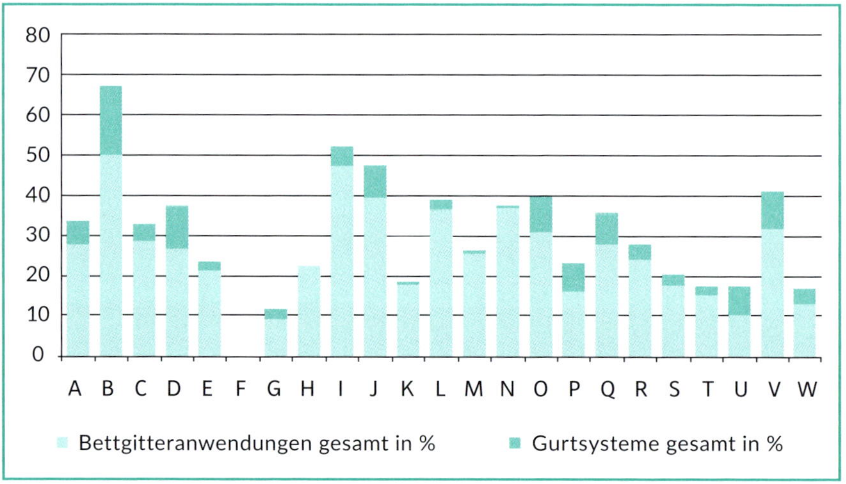

Abb. 16: Verwendung von Bettgittern und Gurtsystemen in den Häusern der Azurit-Gruppe.

Ein Artikel der Financial Times Deutschland vom 29.11.2011 trug die Überschrift »Zwischen Sündenbock und Alleskönner« und zeigte auf, dass Manager ihre Probleme mitnehmen, wenn sie die Stelle wechseln. Aus unserer Erfahrung funktioniert dies auch in der Altenpflege. Hat eine Pflegedienstleitung in ihrer Einrichtung aktuell eine Fehlzeitenquote von 8 % zu verzeichnen und wechselt sie in eine Einrichtung mit nur 3 % Fehlzeitenquote, dauert es nur Monate, bis der alte Stand wieder hergestellt ist. Agiert eine Pflegedienstleitung stets umsichtig und FEM vermeidend, so wird sie die Quote in ihrem neuen Haus auf das Niveau ihrer alten Einrichtung senken.

10.2 Biografiearbeit als Schlüssel[35]

Nicht selten trifft man in der pflegerischen Praxis auf die Ansicht: »Nun sollen wir auch noch biografische Daten sammeln! Wann sollen wir dies noch tun und wozu? Woher sollen wir die Informationen nehmen, wenn die Angehörigen nicht mithelfen?« Vielleicht liegt dies in der Einstellung einiger Pflegender gegenüber dem Klienten mit Demenz. Vielleicht gehen diese Pflegekräfte davon aus, dass die Vergangenheit für den Klienten nicht mehr wichtig ist, dass das frühere Leben nicht mehr zurückzuholen ist, er sowieso alles vergessen hat, beim Erinnern nur negative Gefühle erzeugt werden, dass das alles den Pflegenden nichts angeht oder im Hier und Jetzt nicht wirklich nutzt, sondern nur Zeit kostet.

Biografiearbeit läuft tatsächlich nicht mal so nebenbei. Sie brauchen ein Konzept bei der Datenerhebung und beim Prozess der Umsetzung des biografischen Wissens in der täglichen Begleitung. Wichtig ist auch, wer die Informationen bekommt. Werden wichtige Informationen nicht genutzt, erschwert das die individuelle Begleitung.
Wir plädieren für eine sinnvolle Biografiesammlung, die behutsam aus vielen Einzelteilen erstellt wird. Auch wenn Sie beim Lesen der folgenden Tipps nicht sofort erkennen, was der Nutzen ist – Es kann der Schlüssel für ein auftauchendes Problem sein. Zumindest aber ist die Biografie ein Zugang zum Menschen.

10.2.1 Biografiearbeit endet nicht

- *»Sehen Sie Biografiearbeit als ›never ending story‹. Das heißt zum einen, dass Sie immer wieder etwas finden werden, was Sie nicht über den Klienten wussten, auch wenn es nur ein Detail aus der Prägungsgeschichte dieses Menschen ist, das sogar nur indirekt etwas mit dieser Person zu tun hat, aber Ihren Wissenshorizont erweitert und den Menschen plötzlich in einem anderen Licht sehen lässt. Das Gegenüber ist immer eine Entdeckung wert.*

---
[35] Vgl. König & Zemlin 2013

- *Fangen Sie möglichst bald an, sich für die Biografie des Klienten zu interessieren, denn biografisches Wissen ist therapeutisches und handlungsleitendes Wissen (Böhm, 1999). Man kann viele Fehler vermeiden.*
- *Trotzdem vermeiden Sie ein Zuviel auf einmal! Bauen Sie zuerst eine tragfähige Beziehung auf zum Klienten. Das bedeutet häufig, dass man nicht nur etwas vom Leben des Klienten erfährt, sondern auch von sich etwas erzählt, was einem selbst ein angenehmes Gefühl geben kann, aber auch gemeinsame Interessen erkennen lässt. Es soll ein gutes Verhältnis von Geben und Nehmen sein.*
- *Das Gespräch sollte in einem angenehmen Klima stattfinden. Planen Sie sich ab und zu einen Zeitrahmen ein, der es erlaubt, mit dem Klienten einen Raum aufzusuchen, der Privatheit zulässt. Ein Kaffee oder ein Bier kann da hilfreich sein.*
- *Bringen Sie sich selber, aber auch den Klienten nicht unter Druck. Die Regie bleibt beim Klienten. Somit ist auch ganz deutlich, dass Biografiearbeit von Seiten des Klienten immer freiwillig ist!*
- *Seien Sie ehrlich und sagen Sie dem Klienten, dass Sie sein Leben interessiert, um ihm gute Angebote zu machen, ob praktisch oder als Gesprächsangebote.*
- *Suchen Sie nach ›Schlüsselreizen‹, die Ihnen auch als Türöffner im Gespräch dienen können. Das können Bilder an der Wand im Zimmer des Klienten sein, Bücher im Regal, manchmal sind es auch kleine Handarbeiten, die unter einer Vase liegen und der ganze Stolz einer früher sehr geschickten Stickerin sind.*
- *Hilfreich sind in diesen Anfangssituationen auch typische Redensarten und Sprichwörter, denn die sind aus dem Altgedächtnis und überfordern den Klienten nicht. Ein Abfragen nach Fakten und Namen ist häufig nicht nützlich und der Klient kann sich irritiert zurückziehen.*
- *Emotionale Nähe kann häufig mit einer Sprache erzeugt werden, die dem Klienten nahe geht. Das kann bei einem Professor der Geschichte durchaus ein ausgefeiltes Hochdeutsch sein, was ihm unter Berücksichtigung seines Titels das Gefühl von gewohntem Respekt gibt. Auch Dialekte sind ›Schlüssel‹ zur Seele (Böhm, 1999). Wenn ein gebürtiger Berliner in einem bayerischen Heim landet, werden die Augen leuchten, wenn ein Pflegender mit dem typischen Berliner ›icke‹ ...das Gespräch eröffnet.*
- *Der Klient soll sich akzeptiert fühlen. Das ist manchmal nicht ganz einfach, wenn die Ansichten von Klient und Pflegendem auseinander gehen. Bleiben Sie wertschätzend und korrigieren Sie Ansichten nicht, die der Klient offensichtlich auf der argumentativen Ebene nicht mehr mit Ihnen ausfechten kann.*

- *Vertrauliche Informationen bleiben bei Ihnen. Sollten die Informationen für pflegerische Aspekte, wie z. B. beim Waschen einer Frau, die leidvolle Erfahrungen mit Vergewaltigungen gemacht hat, wichtig sein, wird nur die Information in der Form weitergegeben, dass aus persönlichen/biografischen Gründen z. B. kein männlicher Pfleger die Hilfe beim Waschen in Zukunft übernehmen wird. Fertig, mehr nicht!*
- *Haben Sie täglich ein offenes Ohr und Auge für biografisch relevante Dinge, die in vielen alltäglichen Situationen zu hören, aber auch zu beobachten sind. Schauen Sie zu, wie jemand Dinge tut, worauf er achtet …*
- *Machen Sie sich Notizen, damit die biografischen Inhalte nicht verloren gehen. Sagen Sie dem Klienten, dass Sie sich gern etwas aufschreiben wollen, damit Sie nicht beim nächsten Kontakt dasselbe fragen.*
- *Treffen Sie sich regelmäßig im Team und tauschen Sie sich aus. Sie werden erstaunt sein, was Sie und Ihre Mitarbeiter auch vom Reinigungsteam alles erfahren. Diese Informationen sind ein ungemein wichtiger Fundus, um den Klienten zu verstehen und dieses Wissen in Krisensituationen als Navigator für Lösungen zu nutzen.*
- *Angehörige können eine hilfreiche Quelle sein, aber bedenken Sie immer, dass sie manche Dinge tatsächlich anders sehen, was normal ist. Erklären Sie ihnen die biografische Arbeit und machen Sie ihnen verständlich, dass es in den Gesprächen nicht um Familiengeheimnisse und stichhaltige Fakten geht, sondern darum, den Klienten in seiner momentanen Sichtweise der Dinge zu verstehen und zu bestätigen.*
- *Was könnten Themen sein, die Ihnen im Gespräch mit dem Klienten helfen, biografisch relevantes und therapeutisch hilfreiches Material zu gewinnen?«*[36]

10.2.2 Fragestellungen und Themen für die Biografiearbeit

Nutzen Sie bitte die folgenden Fragestellungen nicht als Fragebogen oder strukturiertes Interview! Die meisten Menschen möchten nicht nach ihren biografischen Daten und Hintergründen **ausgefragt** werden! Vielmehr ist es hilfreich, Ideen zu haben, was man erfahren kann und sollte, um eine

[36] Vgl. ebd.

Vorstellung davon zu entwickeln, wie ein Mensch sein Leben im Alltag gestaltet hat. Hierbei scheinen besonders auch die Jahre wichtig zu sein, die den Menschen geformt haben. Die Fachliteratur diskutiert dieses Phänomen auf verschiedenen Ebenen. Spricht Böhm (2009) von der Prägungszeit, die er vor allem in den ersten 25 Jahren sieht, so nimmt Draaisma (2011) sich dieses Themas unter dem Begriff »Reminiszenzeffekt« an. Obwohl man nun nicht davon ausgehen sollte, dass das Hier und Jetzt für Menschen mit Demenz völlig unwichtig ist, scheinen Inhalte aus der Vergangenheit, ob in Form von Gesprächsinhalten, Gegenständen oder bekannten Aktivitäten, wichtig zu sein. Daher ist es förderlich, wenn Sie bei der biografischen Arbeit und besonders bei der Datenerhebung den Blick auf die Wurzeln der Person richten.

- Wo ist der Mensch geboren?
- Wer hat den Menschen in seinen frühen Jahren begleitet?
- Auf wen oder was konnte sich der Klient als Kind in guten wie in schlechten Zeiten am meisten verlassen?
- Welche Erinnerungen hat der Klient an die Schulzeit?
- Was ist der Klient für ein Typ von Mensch?
- Was hat dem Klienten früher geholfen, wenn er krank war?
- Welches Verhältnis hat der Klient zu Tieren und Pflanzen?
- Was hat der Klient nach seiner täglichen Arbeit getan?
- Was weiß man über die musikalische Biografie des Klienten?
- Wie ist der Klient in das Erwachsenenleben eingetreten?
- Was war sein schönstes Erlebnis?
- Was hat den Klienten im Leben besonders berührt?
- Welche drei Wünsche möchte der Klient erfüllt wissen?
- Hat der Klient etwas Wichtiges in seinem Leben versäumt?
- Was möchte der Klient an seine Nachwelt weitergeben?

Das alles sind mögliche Themen, die Sie mit den Klienten besprechen können, wenn diese erzählen wollen. Sie können so Ihre Beziehung festigen, Vertrauen stärken, Zugangsgespräche in späteren Situationen darstellen und dazu beitragen, den Klienten in seinem Verhalten und Wünschen besser zu verstehen.

10.3 Verzicht auf freiheitseinschränkende Maßnahmen

Es gibt in Deutschland, wie auch in anderen europäischen Ländern, Bestrebungen gegen die Ergreifung freiheitseinschränkender Maßnahmen. Dazu gehören zum Beispiel das Projekt Redufix[37], die Weiterbildungsmaßnahme und der Leitfaden der Universität Witten-Herdecke und in Teilen auch der sogenannte Werdenfelser Weg. Alle bisherigen Ansätze zeigen ähnliche Ergebnisse. Durch eine gute Schulung zum Thema Freiheitseinschränkung werden bereits viele Maßnahmen überflüssig. Positiver Nebeneffekt: In allen bisherigen Untersuchungen wurde zudem deutlich, dass die Menschen ohne Fixierungen nicht mehr stürzten als vorher und die Gaben von Psychopharmaka nach Lösen der Fixierung nicht erhöht werden musste.

> Weniger Fixierungen = weniger Stürze = weniger Psychopharmaka = weniger Verhaltensauffälligkeiten.

10.3.1 Redufix

Redufix ist ein Projekt zur Reduktion körpernaher Fixierung in der Altenpflege, im Auftrag des Bundesfamilienministeriums und durchgeführt von der Robert Bosch Gesellschaft. Das Projekt lief von 2004 bis 2006. An diesem Projekt nahmen Einrichtungen aus drei Bundesländern teil:

- Baden-Württemberg mit 26 Einrichtungen und 2737 Bewohner
- Bayern mit 15 Einrichtungen und 2487 Bewohnern
- Sachsen mit 4 Einrichtungen und 337 Bewohnern

---

[37] Projektgruppe Redufix (2009): ReduFix: Alternativen zu Fixierungsmaßnahmen oder: Mit Recht fixiert? Vincentz, Hannover

Dabei wurden Daten von 514 Menschen mit freiheitseinschränkenden Maßnahmen einbezogen. Das Projekt wurde mit sehr viel Aufwand betrieben, es war schließlich das erste seiner Art in Deutschland. Nach drei Monaten konnten 20 % der bewegungseinschränkenden körpernahen Fixierungen komplett beendet werden. Nach Lösen der Fixierungen wurden keine erhöhten Gaben an Psychopharmaka festgestellt. Im Gegenteil gab es nur positive Ergebnisse, weil die »Entfesselten« unmittelbar nach Beendigung der Fixierung weniger Verhaltensauffälligkeiten zeigten als vorher. Dies wiederum belastete Betroffene und Pflegekräfte sowie das Umfeld weniger. Das Projekt Redufix war wohl einmalig, zumindest ist nach der Veröffentlichung der Untersuchungsergebnisse nichts weiter zu hören gewesen. Schön wäre es, wenn man diese ersten Erhebungen zum Anlass genommen hätte, um weiter zu forschen.

10.3.2 Werdenfelser Weg

Der sogenannte »Werdenfelser Weg« zielt darauf ab, einen sichereren Umgang mit dem Thema freiheitseinschränkende Maßnahmen aufzuzeigen. »Richter genehmigen 95 % der beantragten freiheitsentziehenden Maßnahmen.« So die Aussage des Richters Sebastian Kirsch in einer ZDF-Sendung 2012. In der Regel gehen Richter davon aus, dass der Antrag durch den Betreuer durchaus sinnvoll und begründet ist. Da ein Richter in aller Regel keine pflegerischen Kenntnisse hat, ist ihm vermutlich nicht bewusst, was »zum Schutz« des Menschen beantragt wurde.[38] Er ahnt nicht, dass die von ihm genehmigte freiheitseinschränkende Maßnahme Immobilität hervorruft, Folgeerkrankungen und Depressionen. Wie oft wird nach der Anwendung einer freiheitseinschränkenden Maßnahme argumentiert, dass der Mensch nun ruhiger geworden sei. Dabei sieht er lediglich keinen Ausweg aus dieser Situation mehr oder sein Wille ist gebrochen.

---

[38] Vortrag von Dr. Sebastian Kirsch, Richter am Amtsgericht in Garmisch-Partenkirchen »Der Werdenfelser Weg – ein verfahrensrechtlicher Ansatz zur Reduzierung freiheitsentziehender Automatismen« im Rahmen des Symposiums »Freiheitseinschränkende Maßnahmen in der Pflege – Realität und Perspektiven« am 21.3.2011

Der Werdenfelser Weg möchte genau diesem Phänomen, einer Genehmigung aus Unkenntnis, ein Ende setzen. Er bindet dabei Gerichte, Verfahrenspfleger und Einrichtungen ein und nimmt sie gleichermaßen in die Pflicht. Oberstes Ziel ist es, die freiheitseinschränkende Maßnahme möglichst zu vermeiden, durch gemeinsame Beratschlagung und Alternativen. Der Werdenfelser Weg begann 2007 in Partenkirchen und macht momentan in vielen Bundesländern Schule. Hier die Leitlinie des Werdenfelser Weges:

1. *»Bekenntnis: Der Werdenfelser Weg ist ein gemeinsames Bekenntnis aller beteiligten Professionen und Entscheidungsträger in einer Region, den Weg des bewussten Verzichts auf vermeidbare Fixierungen und damit einer anderen Pflegekultur einzuschlagen.*
2. *Schutz: Der Werdenfelser Weg ist ein verfahrensrechtlicher Weg, verantwortungsvoll Pflegenden wirksamen Schutz vor Haftungsängsten zu gewähren.*
3. *Kommunikation: Der Werdenfelser Weg ist eine gemeinsame Anstrengung, in einer schwierigen gesellschaftlichen Frage die optimale Kommunikation und den inhaltlichen Austausch aller Professionen zu suchen.«*[39]

Der Werdenfelser Weg befasst sich also eher mit dem Verfahren. Wer nun denkt, er besucht ein Seminar zum Werdenfelser Weg, z. B. über den TÜV, als Weiterbildung zum Verfahrenspfleger, und wüsste dann bestens über den Umgang mit freiheitseinschränkenden Maßnahmen und deren Alternativen Bescheid, der irrt. In diesen und ähnlichen Seminaren wird man auf die Tätigkeit zum Verfahrenspfleger vorbereitet, nicht auf Alternativen geschult. Zudem ist es nicht Aufgabe des Verfahrenspflegers, in Einrichtungen Alternativen vorzuschlagen. Wer wirklich Ideen zu Alternativen im Umgang mit freiheitseinschränkenden Maßnahmen erlernen möchte oder sein Wissen erweitern will, der findet gute Anregungen in der Leitlinie FEM (siehe unten) oder in der Weiterbildung der Uni Witten/Herdecke »MiniFEM«. Dort geht es um das Minimieren freiheitseinschränkender Maßnahmen.

[39] TÜV Rheinland (2012): Eine Gemeinschaftinitiative im Landkreis Garmisch-Partenkirchen … in bundesweiter Kooperation mit dem TÜV Rheinland. Schulungsordner, Stand 5.9.2012, S. 4-6

10.3.3 Leitlinie FEM

Die Leitlinie FEM[40] ist eine Gemeinschaftsproduktion der Universitäten Witten/Herdecke und Hamburg. Sie befasst sich mit der Vermeidung freiheitseinschränkender Maßnahmen in der beruflichen Altenpflege. Wie die beiden anderen Projekte auch ging es um die Feststellung, warum, wie und wie oft Menschen fixiert werden sowie um Alternativen. Es wurden fast 2400 Heimbewohner in 30 Altenhilfeeinrichtungen einbezogen. Das Ergebnis war ernüchternd. Die Zahl der angewandten freiheiteinschränkenden Maßnahmen schwankte je nach Einrichtung zwischen 4 und fast 60 %. Im Durchschnitt wurden bei 26 % freiheitseinschränkende Maßnahmen angewendet, am häufigsten war es das Bettgitter mit rund 24 % aller angewandten Maßnahmen. Hauptgründe waren auch hier »Schutz der Bewohner« wegen Gangunsicherheit und herausforderndem Verhalten und an zweiter Stelle personelle Gründe und haftungsrechtliche Bedenken.

Bei der Ergreifung freiheitseinschränkender Maßnahmen geht es offensichtlich sehr oft um die Absicherung der Pflegenden.

Diesen Gedanken bei der Anwendung freiheitseinschränkender Maßnahmen haben nicht nur Pflegende in Deutschland. Erstaunlicherweise gelten die gleichen Begründungen auch z. B. in den USA:[41]

- Erste Begründung: Sicherheit der Person
- Zweite Begründung: herausforderndes Verhalten wie Aggression, in fremde Zimmer gehen etc.
- Dritte Begründung: Personalnot und Zeit
- Vierte Begründung: medizinische oder pflegerische Maßnahmen anwenden können

[40] Vgl. Köpke et al. 2008

[41] Best practice: Evidence Based Practice Information Sheets for Health Professionals, Volume 6, Issue 3, 2002

Die Leitlinie FEM hat sich zum einen mit freiheitseinschränkenden Maßnahmen befasst und zum anderen mit Studien hinsichtlich des Nutzens, freiheitseinschränkende Maßnahmen zu reduzieren.

10.4 Medikamente, Nebenwirkungen und eine Alternative

Neuroleptika, Psychopharmaka und Sedativa werden bei vielen Menschen mit Demenz eingesetzt. Die Wirkung dieser Mittel bedeutet oft eine »Ortsfixierung« bzw. einen verminderten Antrieb. Genau diese Wirkung wird von vielen Pflegenden/Betreuenden auch gewünscht, denn umtriebige, umherlaufende, rufende demenziell oder psychisch Erkrankte sind für viele eine Last. Wenn das herausfordernde Verhalten mit Sedativa bekämpft wird, ist dies rein rechtlich eine freiheitseinschränkende Maßnahme. Allerdings werden beim Einsatz dieser Medikamente eher selten Anträge auf Genehmigung einer freiheitseinschränkenden Maßnahme gestellt. Meist vertritt der Arzt gemeinsam mit den Pflegekräften die Auffassung, diese Mittel dienten der Behandlung einer Krankheit und die Sedierung sei nur eine Nebenwirkung. Kaum jemand gibt offen zu, dass diese Mittel aber hauptsächlich zur Sedierung angesetzt werden.Wenn Sie Menschen mit Demenz betreuen und herausforderndes Verhalten feststellen, denken Sie bitte zum Wohle dieser Menschen nicht zuerst an Beruhigungsmittel. Machen Sie sich die Mühe und arbeiten Sie biografisch:

- Was sucht der Pflegebedürftige?
- Was fehlt ihm möglicherweise?
- Wie geht es ihm?

Wichtige Hinweise zur Biografiearbeit finden Sie in Kapitel 10.2.

10.5 Alternativen zum Bettgitter

Die Angst, dass ein Pflegebedürftiger aus dem Bett fallen könnte, hat sich in den Köpfen der Pflegemitarbeiter festgesetzt. Ein Bettgitter scheint fast immer notwendig. Wir wollen das auch gar nicht vollkommen in Abrede stellen. Wir plädieren nur für eine achtsame Verwendung des Bettgitters: Geben Sie dem Pflegebedürftigen Sicherheit und trotzdem einen freien Blick:

- Ziehen Sie das Bettgitter, das sich im Rücken des Pflegebedürftigen befindet, nach oben.
- Legen Sie den Pflegebedürftigen mit dem Rücken dicht an dieses Bettgitter.
- Lassen Sie das Gitter, das im Blickfeld des Pflegebedürftigen ist, unten.

Sollte Ihnen das zu unsicher sein, sichern Sie den Pflegebedürftigen, indem Sie eine **Lagerungsschlange** vor seinen Körper legen. Das hat zudem einen »Kuscheleffekt«. Eine weitere Möglichkeit ist es, eine kleine Rolle unter die Matratze auf der freien Seite zu legen, sodass die Matratze am Rand leicht nach oben gebogen ist. Die perfekte Lösung dafür sind sogenannte »**Poolnudeln**«. Sie sind aus Kunststoff und können leicht gereinigt werden.

Eine inzwischen gängige Lösung, um Stürze aus dem Bett zu dämpfen, sind Matratzen oder Weichlagerungen, die vor dem Bett auf dem Boden liegen. Das ist durchaus nützlich, birgt aber auch die Gefahr, dass der Mensch darüber stolpert oder auf dem weichen Untergrund keinen Halt findet. **Sportmatten** sind hier eine Alternative, da sie fester sind und Standsicherheit ermöglichen. Bessere Alternativen sind **Niederflurbetten** oder **breite Betten**. Niederflurbetten können bis auf Bodennähe heruntergefahren werden. Sinnvoll ist es auch, im einen oder anderen Fall auf breite Betten zu setzen. Das übliche Pflegebett ist 90 cm breit. Da kann man beim Umdrehen schon mal leicht herausfallen. Betten, die mehr als 90 cm breit sind, evtl. sogar 120 oder 140 cm, könnten viele Bettgitter ersparen.

Sogenannte **Sensor- oder Klingelmatten** sind nur dann sinnvoll, damit sich Menschen nachts nicht verirren, unbemerkt das Haus verlassen oder aber unmittelbar nach dem Aufstehen vom Bett aufgesucht werden können. Einen Sturz können diese Matratzen nicht verhindern. Sie helfen aber dabei, den Pflegebedürftigen auf dem Weg zur Toilette oder Flur schnell zu finden und ihm zu helfen. Dieses rasche Eingreifen kann einen Sturz möglicherweise verhindern.

Eine gute Alternative, vor allem bei demenziell erkrankten Klienten, kann der Einsatz eines sogenannten **Bettnestes** sein. Dabei werden Matratzen ohne Bettgestell, aber mit Lattenrost (zwecks besserer Belüftung der Matratze), auf den Boden gelegt. Die Erfahrung zeigt, dass gerade unruhige Menschen darauf sehr positiv reagieren. Vielleicht hat es etwas damit zu tun, dass sich Kinder auch gern ein »Lager« aus Matratzen, Kissen und Decken bauen – ein Gefühl von kindlicher Geborgenheit. Natürlich hat auch diese Methode einen Nachteil: Die Pflege am Boden ist körperlich anstrengend für die Pflegekräfte. Auch das Hochkommen vom Boden ist für den Pflegebedürftigen wesentlich schwieriger. Manchmal ist ein Niederflurbett hier die bessere Variante.

10.6 Mobilitätsförderer

Easy Walker und ähnliche Fortbewegungsmittel sind für viele Menschen ein Segen. Sie können ihre Mobilität erhalten und sich frei bewegen. Allerdings sind diese Geräte so konzipiert, dass die Nutzer selbstständig weder ein- noch aussteigen können. Das wiederum bedeutet, dass diese Geräte genehmigungspflichtig sind. Wenn der Klient zudem gar nicht entscheiden kann, ob er hinein oder heraus möchte, ist eine Genehmigung aus unserer Sicht Pflicht. Bei einem **Easy Walker** (▶ Abb. 17) sitzt der Klient sicher im Sattel und kann sich frei in jede Richtung bewegen, aber weder umfallen noch umkippen. Solche Mobilitätshilfen sind als Hilfsmittel gemäß § 33 SGB V rezeptierfähig. Fragen Sie hierzu Ihren Sanitätsfachhandel.

Das Wunderbare an diesen Geräten ist die tatsächliche Bewegungsfreiheit unter sicheren Bedingungen. Der Nutzer kann sich einfach hinsetzen, wenn die Beine müde werden. Die Beinmuskeln werden zudem trainiert, sodass ggfs. später, bei erstarkter Muskelkraft, auf das Gerät verzichtet und ein normaler Gehwagen genutzt werden kann.

Da jede Bewegungshemmung zu weiteren Einschränkungen und zum Verlust von Mobilität führt, sollte bei sturzgefährdeten Menschen unbedingt die Mobilität gefördert werden. Das bedeutet Üben, Üben, Üben: Geh-, Kraft- oder Balanceübungen. Alles, was an Bewegung gefördert wird, führt zur Stärkung und verhindert möglicherweise Stürze. Einige Krankenkassen haben sogar eigene Trainings zur Sturzprophylaxe aufgelegt. Aber auch Volkshochschulen und Vereine bieten solche Trainings gegen eine geringe Gebühr an.

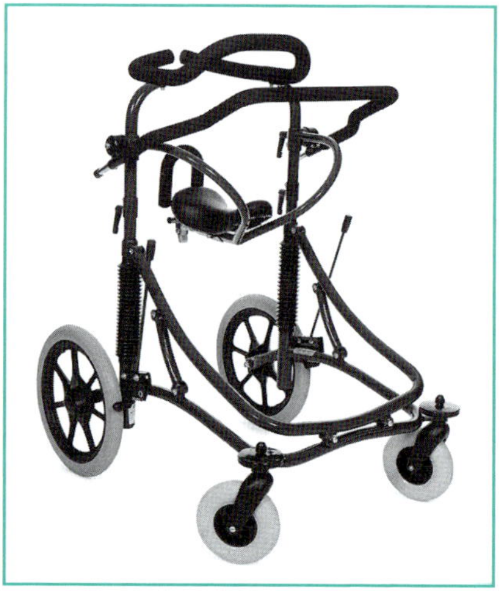

Abb. 17: Easy Walker. © thomashilfen

10.7 Alternativen zu Fixierungen bei der Behandlungspflege

Sicherlich kennen auch Sie Klienten, die an Sonden und Kathetern zupfen und ziehen. Statt die Arme zu fixieren, was unbestritten eine genehmigungspflichtige freiheitseinschränkende Maßnahme darstellt, können Sie dem Menschen auch etwas in die Hand geben, woran er zupfen und ziehen kann. Wir haben einmal ein zweites Sondensystem abgeschnitten und zusätzlich unter dem Sondenverband fixiert. Das System, das in Betrieb war, wurde leicht seitlich gelegt und außerhalb der Nutzung unter dem Verband fixiert. Das zweite, nicht in Gebrauch befindliche und damit für uns unnütze Stück Sonde hing jederzeit zugänglich aus dem Verband heraus. So konnte der Pflegebedürftige gedankenverloren damit herumspielen, so wie wir es oft mit einem Kugelschreiber etc. tun.

Bedenken Sie aber auch, dass gerade vorwiegend bettlägerige Menschen unter Reizarmut leiden. Sie haben oft nur pflegerischen Kontakt. Die ruhelosen Finger auf der Bettdecke finden Niemanden zum Streicheln und Halten. Wie lange halten Sie Ihre Finger still, wenn Sie irgendwo sitzen oder liegen? Der Mensch ist nicht zur 24-stündigen Ruhe geschaffen.

Tipp
Unsere Hände sind Werkzeuge! Hände wollen fühlen, tasten, erforschen. Geben Sie auch den Händen der Menschen, die Sie betreuen, etwas zu tun. Geflochtene bunte Bänder zum Tasten, Ziehen oder Spielen; Bänder mit Knöpfen, Bommeln oder Schleifen. Diese können Sie in die Hand des Pflegebedürftigen legen oder auch ans Bett binden.

10.8 Alternative zur Fixierung im Rollstuhl und Rollstuhlgurt

Beginnen wir mit den Pflegebedürftigen, die immer wieder aus dem Stuhl herausrutschen. Die erste Frage, die Sie sich hier stellen müssen, lautet: Sitzt der Mensch im richtigen Stuhl? Die zweite Frage: Ist es der richtige Stuhl? Zudem müssen Sie kritisch hinterfragen, wie viel Zeit dieser Mensch in diesem Stuhl zubringen soll und kann, bevor er sich bewegt.

Übung

Testen Sie sich selbst
- **Variante 1:** Versuchen Sie doch mal, den abendlichen Spielfilm zu schauen, indem Sie in Ihrem Sessel oder auf Ihrer Couch sitzen, ohne die Position zu wechseln. Wenn Sie die Sache verschärfen wollen, setzen Sie sich auf einen Küchenstuhl, legen sich ein Laken um die Hüfte und binden dies am Stuhl fest. Nur für zwei Stunden!
- **Variante 2:** Bleiben Sie während einer Schulung oder eines Vortrags so lange wie möglich unbeweglich auf Ihrem Stuhl sitzen. Führen Sie eine Strichliste, wie oft sie es nicht schaffen.

- **Variante 3:** Organisieren Sie für die nächste Teamsitzung so viele Rollstühle wie möglich. Die Sitzung findet wie gewohnt statt, nur sitzen alle Teilnehmer auf einem Rollstuhl. Wenn Sie auch hier eine gewisse Schärfe einbringen wollen, fixieren Sie Teilnehmer, die sich beteiligen wollen, am Stuhl. Nur für die Dauer der Sitzung! Sammeln Sie danach Stimmen aus der Teilnehmergruppe.

Wie lange können Sie in einer der oben beschriebenen Situationen verharren, ohne hin und her zu rutschen, die Beine übereinander zu schlagen oder eine andere Position im Sitzen einnehmen zu wollen? Wann erwacht in Ihnen der Drang, endlich aufzustehen, sich zu bewegen? Bewegung heißt auch, nicht stundenlang auf dem gleichen Stuhl zu sitzen. Wie bereits angesprochen, ist der Rollstuhl in erster Linie dazu da, um eine Wegstrecke zu bewältigen.

Wie in Kapitel 5 dargelegt, ist die Spirale der Mobilitätsveränderung endlich, sie endet nämlich in Bettlägerigkeit. Wenn Sie die Mobilität nicht fördern, fördern Sie die Immobilität. Damit steigt die Sturzgefahr aufgrund der immer unsichereren Bewegungsmuster und rasch schwindenden Kraft. Warum werden Klienten morgens aus dem Bett in den Rollstuhl gesetzt und dort über Stunden belassen? Bei den Mahlzeiten am Tisch kann man auf einem normalen Stuhl sitzen, das ist natürlicher und fördert die Beweglichkeit. Zwischen den Mahlzeiten wäre das Umsetzen in einen bequemen Polstersessel ideal. Zur Mittagsruhe darf man sich ein Stündchen aufs Bett legen, um zum Kaffee wieder am Tisch zu sitzen. Bei jedem Transfer könnten Sie zudem den Klienten auffordern, die Beine durchzudrücken, den Rücken durchzustrecken, Gehbewegungen zu üben etc. So könnte ein Klient, der nicht allein gehfähig ist, in der Restmobilität gefördert werden und Sie hätten gleichzeitig alle erforderlichen Prophylaxen durchgeführt:

- Pneumonieprophylaxe, weil die Lungenbelüftung im Stehen mit gerecktem Rücken besser ist als im Sitzen;
- Thromboseprophylaxe, da der venöse Rückfluss beim Wechsel zwischen Gehen und Sitzen deutlich besser ist;
- Kontrakturprophylaxe für Hüfte und Knie, da diese nicht mehr stundenlang nur im 90°-Winkel geknickt werden;
- Obstipationsprophylaxe.

Neben all diesen guten Nebeneffekten sollten Sie nicht vergessen, dass Bewegung jedem Menschen angeboren ist. Auch wer nur noch drei Schritte gehen kann, geht doch und kann für diese Leistung Bestätigung und Anerkennung bekommen. In vielen Fällen muss es nicht bei den drei Schritten bleiben.

Ein Beispiel aus unserer Praxis: In einer Berliner Einrichtung lebte eine Dame, die ortsfixiert war. Sie konnte nicht mehr allein gehen, hatte aber auch nicht den Drang dazu. Sie saß stundenlang hospitalisiert am Tisch, wischte auf diesem nicht vorhandene Krümel hin und her und murmelte vor sich hin. Diese Dame zog dann in einen Bereich für Menschen mit Demenz um, der nach dem psychobiografischen Pflegemodell nach Erwin Böhm[42] konzipiert war. Ein dreiviertel Jahr später konnte die Dame selbstständig gehen. Sie redete nicht mehr nur unverständliche Laute, sondern sprach ganze Worte. Mit solchen Bildern im Gedächtnis ermutigen wir Sie, die Mobilität zu steigern, niemals zu denken, es ginge nicht weiter und nie außer Acht zu lassen, dass die Psyche wesentlich auch vom Körper beeinflusst wird und umgekehrt. Erwin Böhm prägte den Ausspruch: »Vor den Beinen muss der Kopf bewegt werden«. Soll bedeuten: Sie müssen Ihren Klienten auch einen Grund geben, sich zu bewegen. Es muss einen Sinn geben, ein Ziel, auf das man hinarbeitet. Bewegung sollte Freude bringen. Dabei müssen alle mitwirken, die an der Pflege beteiligt sind.

Jeder Kontakt mit dem Pflegebedürftigen muss mit Bewegung verbunden werden. Warum sollte beispielsweise das Glas Saft im Sitzen getrunken werden? Man kann genauso gut kurz aufstehen und im Stehen einen Schluck nehmen. Wieso sollte der Klient mit dem Rollstuhl direkt an die Toilette herangefahren werden, statt die drei Schritte von der Toilettentür zur Toilette zu laufen? Das Gleiche gilt für das abendliche Zubettgehen: Warum sollte der Rollstuhl eng am Bett oder neben der Toilette stehen und der Klient nur noch »auf 3« im »Hauruckverfahren« umgesetzt werden? Es ist nicht immer erforderlich, jemanden stundenlang im Rollstuhl sitzen zu lassen:

---

[42] Vgl. Böhm E (2009): Psychobiografisches Pflegemodell nach Böhm. Band 1 Grundlagen. Maudrich, Wien

- Überprüfen Sie bitte, ob der Betroffene in dem Stuhl oder Rollstuhl tatsächlich gut sitzt. Ist die Sitzfläche sowohl in der Breite als auch in der Länge (Sitztiefe) auf Gesäß und Oberschenkel angepasst? Weder zu breite noch zu enge Rollstühle sind nach einer Stunde noch bequem.
- Sind die Höhe des Rollstuhls bzw. die Fußstützen auf die Größe des Menschen abgestimmt? Jeder kleinere Mensch unter uns kennt das: Haben die Füße beim Sitzen keinen Bodenkontakt, wird das Sitzen rasch zur Qual. Jeder große Mensch kann bestätigen, dass einem die Füße einschlafen, wenn man sitzt und der Winkel der Knie mehr als 90° beträgt.
- Bleiben Sie dabei, wenn Sanitätshäuser zur Ausmessung eines Therapie- oder Rollstuhls ins Haus kommen. Hinterfragen Sie, ob alle relevanten Daten wie Sitzbreite, -höhe und -tiefe, Beinfreiheit, Fuß-, Kopf- oder Seitenstützen erhoben und berücksichtigt wurden.

Oft werden Rollstühle ohne Sitzkissen geliefert. Dann kann man darauf ebenfalls nicht lange und bequem sitzen. Falsche Stühle sind eine häufige Ursache für Unruhe und damit einer Gurtfixierung. Gegen das Herausrutschen aus dem Rollstuhl oder Stuhl können Sie etwas tun: Legen Sie ein Keilkissen mit der höheren Seite nach vorn unter die Knie. Damit bekommt das Gesäß Halt und das Herausrutschen aus dem Stuhl wird verhindert. Wenn sogar das Kissen rutscht, können Sie eine rutschfeste Unterlage unters Kissen legen. Die gibt es als Meterware in jedem Haushaltswarengeschäft für ein paar Euro. Wenn Sie mal kein Keilkissen zur Hand haben, tut es auch eine Decke, die unter den Knien leicht zusammengerollt wird (▶ Abb. 18). Manchmal werden auch alternativ Handtücher gerollt. Diese sind aber oft zu fest und drücken dann auf die Rückseite der Oberschenkel. Wir haben schon gute Erfolge erzielt, indem wir dem Bewohner einfach nur ein kuscheliges kleines Kissen oder eine wärmende Decke auf den Schoß gelegt haben (▶ Abb. 19). Das bewirkte oft Ruhe und Geborgenheit.

Tipp

Nutzen Sie jede Gelegenheit, um die Bewegung der Ihnen anvertrauten Klienten zu fördern.

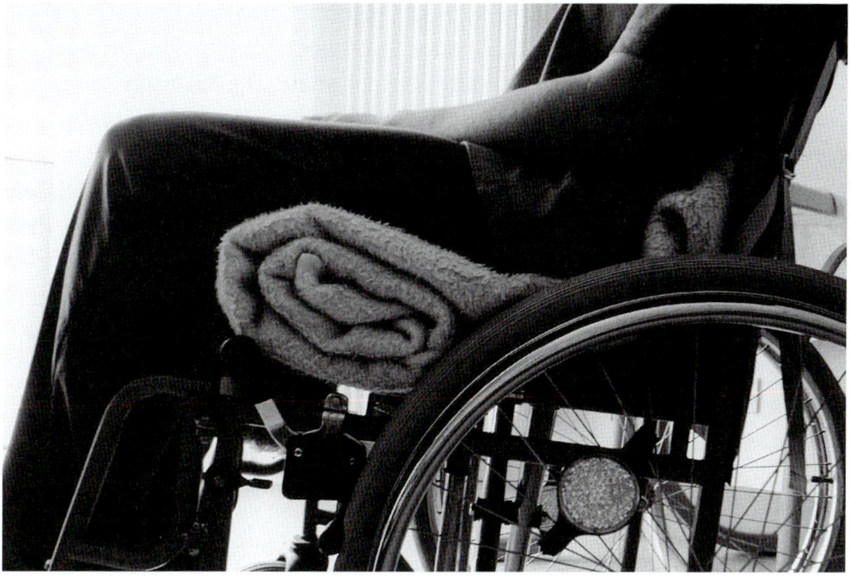

Abb. 18: Eine zusammengerollte Decke verhindert das Herausrutschen.

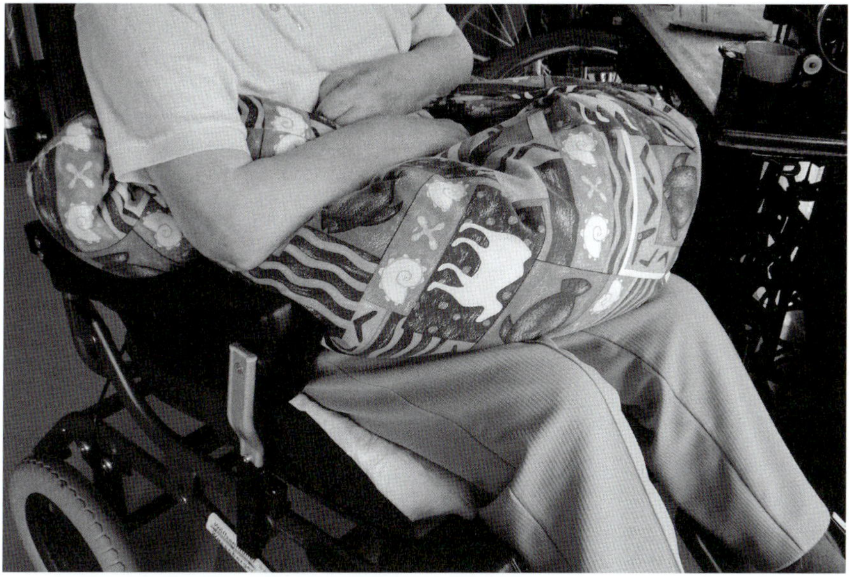

Abb. 19: Eine wärmende Decke gibt Halt.

In einer Pflegeeinrichtung konnten wir folgende Situation beobachten: Ca. zehn Klienten saßen im Rollstuhl oder Stuhl auf dem Flur und beobachteten die vorbeigehenden Pflegekräfte, Besucher etc. Die Klienten hatten die Hände im Schoß gefaltet und warteten. Sie hatten nichts zu tun und waren für jede Person, die vorüberging, dankbar. Und das waren einige! Die Blicke der Klienten suchten immer wieder Blickkontakt zu den Vorbeieilenden. Versuchten einen Blick, ein Lächeln, eine Geste zu erhaschen. Meist gingen sie dabei leer aus. Wenige Pflegekräfte sagten »Hallo«, einige nickten freundlich im Vorbeigehen. Aber niemand blieb stehen. Niemand widmete sich wirklich diesen Klienten.

Dann ging eine Dame vorbei, die im Haus für Aktivierung und Beschäftigung zuständig war. Sie stockte, ging zurück und forderte alle Klienten auf, eine kleine Bewegungsübung mit ihr zu machen. Die Rollstuhlfahrer sollten sich am Handlauf festhalten, die fitteren sollten es ohne Handlauf probieren. Sie forderte alle auf, 20-mal langsam aufzustehen und sich langsam wieder hinzusetzen. Als Draufgabe stimmte sie dabei das Lied »Wollt ihr lustige Handwerker sehn ...« an. Es war kaum zu glauben, aber die gesamte Gruppe, inklusive der rollstuhlfahrenden Klienten, schaffte die Übung und hatte sogar noch Spaß dabei. Das Ganze dauerte keine drei Minuten.

In einem Pflegeheim in Nordrheinwestfalen gibt es täglich am Vormittag und am späten Nachmittag Spaziergänge. Nichts Ungewöhnliches? Doch. Diese Spaziergänge werden jeden Tag, sieben Tage die Woche und bei jedem Wetter durchgeführt. Insbesondere die als »Läufer« bekannten Bewohner befriedigen so ihren Bedarf. Die Bewegung wird gefördert und dem Laufdrang nachgegeben. Folge: Die Klienten haben nach den Spaziergängen oft keinen Bedarf mehr weiterzulaufen.

Wir hören förmlich die skeptischen Stimmen »Wann sollen wir das noch machen?« Aber: Wie viel Zeit kostet es, jemanden aufzufordern vom Rollstuhl aufzustehen und kurz im Stehen zu verharren oder drei Schritte zu machen? 30 Sekunden bis zwei Minuten. Täglich zwei Spaziergänge verlangt eine Pflegeperson, oder eine sogenannte § 87 b-Kraft, die für Menschen mit eingeschränkter Alltagskompetenz eingesetzt wird. Wenn eine Pflegeperson mit vier Klienten spazieren geht, sind diese vier Klienten auf dem Wohnbereich für diese Zeit nicht zu betreuen oder zu versorgen. Man muss nicht nach ihnen schauen und/oder ihren Verhaltensauffälligkeiten entgegenwirken. Diese Zeit haben Sie nicht? Stellen Sie sich einmal die folgenden Fragen:

- Wie viel Zeit bringen Sie auf, um den unruhigen demenziell Erkrankten statt zur Bewegung zur Ruhe aufzufordern?
- Wie viel Energie kostet es, immer wieder zu sagen »Bleiben Sie doch sitzen«?
- Wie viel Zeit kostet auf lange Sicht die Abnahme der Beweglichkeit, der Rückgang der Muskulatur und damit der Mobilität (▶ Kap. 5)?
- Wie lange benötigen Sie später für die Kontrakturenprophylaxe und wie lange dauert die Pflege, wenn Kontrakturen eingetreten sind?
- Wie viel Zeit kostet Sie der eingetretene Sturz, möglicherweise mit Folgen, weil die Gang- und Standunsicherheit immer schlimmer werden?

Das alles ist der Preis, der gezahlt wird.

10.9 Unbeabsichtigtes Verlassen der Wohnung oder der Einrichtung

Viele Menschen mit Demenz haben einen gesteigerten Lauftrieb. Sie laufen scheinbar ohne Ziel. Dabei öffnen sie natürlich auch Türen. Gehen diese Türen ins Freie, laufen diese Menschen einfach weiter. Viele demenziell Erkrankte haben dabei gar nicht das Ziel, nach draußen zu gelangen. Es ist eher Zufall. Es geht ihnen um die Bewegung, nicht um das Weglaufen. Wenn das so ist, kann das Tarnen von Ausgangstüren eine gute Möglichkeit sein. Die Ausgangstüren werden mit einem Vorhang oder einer Fototapete versehen. Somit ist die Tür nicht sofort als Ausgang zu erkennen, sondern wirkt wie ein Fenster.

Türen zu verschließen ist nicht nur eine unwürdige Methode (Wie ginge es Ihnen, wenn Türen im direkten Umfeld für Sie verschlossen wären?), es ist oft auch eine freiheitseinschränkende Maßnahme. Insbesondere in Wohnbereichen gibt es allerdings Türen, durch die ein Pflegebedürftiger nicht unbeabsichtigt gelangen sollte, wie etwa solche, die in Räume mit Chemikalien wie Schmutzräume etc. führen.

Verschlossene Türen wirken auf viele demenziell Erkrankte beängstigend. Sie können nicht unterscheiden, ob sie eingesperrt oder ausgesperrt sind. Die Folge ist gesteigerte Unruhe. Damit Sie diese Türen nicht permanent abschließen müssen, kann beispielsweise der Bodenbelag vor der Tür verändert werden. Es genügt oft eine schwarze Fußmatte oder ein dicker roter Balken auf den Boden. Der demenziell Erkrankte wird vermutlich nicht über das Unbekannte steigen.

Schützenswerte Räume können Sie aber auch anders vor unbeabsichtigtem Betreten schützen, indem Sie die Türen andersfarbig streichen lassen. Auch hier eignen sich dunkle Farben oder Rot. Rot ist eine Signalfarbe und die meisten demenziell Erkrankten werden nicht ohne weiteres durch eine so gekennzeichnete Tür gehen.

10.10 Alternativen zur Ortsfixierung

Neben den oben genannten Alternativen, die im weitesten Sinne als mechanische Maßnahmen zu verstehen sind, gibt es weiche Faktoren: den Umgang mit dem Menschen und das Umfeld. Nicht nur wir sind der Meinung, dass die Haltung und Einstellung der Pflegenden einen wesentlichen Einfluss auf die Anwendung von freiheitseinschränkenden Maßnahmen haben. Das hat die Studie von Professor Gabriele Meyer ergeben. Sie vermutet, dass rund ein Drittel aller Maßnahmen entfallen könnten, wenn sich die Haltung und Einstellung der Pflegenden ändern würden.

Eine Initiative in den Niederlanden[43] geht noch weiter. Dort gibt es seit 2009 eine Absichtserklärung aller Einrichtungen der Psychiatrie und Langzeitversorgung, also auch der Pflegeeinrichtungen. Einrichtungen werden von Inspekteuren besucht. Die Niederlande haben mittlerweile auch ein neues

[43] Cultuuromslag terugdringen vrijheidsbeperking bij kwetsbare groepen in langdurige zorg volop gaande Duidelijke ambities voor 2011 nodig

Gesetz auf den Weg gebracht, die Entwürfe liegen bereits vor. Dieses Gesetz »Zwang in der Pflege« spricht an vielen Stellen von einer unfreiwilligen Pflege statt von Freiheitsentzug. Dieser Begriff »unfreiwillige Pflege« macht aus unserer Sicht sehr viel klarer, um was es geht. Um Zwangshandlungen, die der Mensch nicht freiwillig erdulden möchte und muss.

10.10.1 Begleitung beim Gehen

Begleitung beim Gehen – das klingt einfach und doch schwer. Es ist im Prinzip einfach, einen Menschen zu begleiten. So ist er relativ sicher vor Stürzen und gefährlichen Situationen. Schwer fällt es dagegen den Pflegekräften, dies in die Tat umzusetzen. Mangelnde Zeit ist dabei ein wesentlicher Faktor. Wie viele Wege werden unnötig gegangen? Wie viele Arbeiten werden wenig sinnvoll gestaltet (zu vieles Waschen, zu viele Toilettengänge, zu häufige Lagerungen)? Nutzen Sie doch jede Gelegenheit, wenn Sie Klienten beim Aufstehen sehen, um einige Schritte zu gehen. Was kostet es Sie an Zeit, zehn Meter mit dem Klienten zu laufen? Das sind vielleicht drei Minuten. Es ist kostbare, aber gut investierte Zeit. Jede Bewegungsförderung ist ein Training. Jeder persönliche Kontakt ein Gewinn.

10.10.2 Überprüfung der Medikamente

Häufig führen unerwünschte Nebenwirkungen oder Wechselwirkungen zwischen Medikamenten zu innerer Unruhe und Lauftrieb. Es gibt kaum einen älteren Menschen, der keine Medikamente einnimmt. Bluthochdruck und Diabetes sind die Regel. Dazu kommen entsprechende Folgeerkrankungen wie Schlaganfall, Durchblutungsstörungen, Herzinfarkt etc. Schon die beabsichtigte Wirkung von Medikamenten führt in der Versorgung von Klienten zu veränderten Verhaltensweisen, die auch Unruhe bewirken. Der demenziell erkrankte Klient, der Diuretika erhält und in seiner Not die Toilette nicht findet, wird verzweifelt durch alle Räume laufen.

Blutdrucksenkende Mittel sind fast Standard. Hier entsteht oft ein Problem, weil der Blutdruck im Liegen oder Sitzen gemessen wird. An diesen Werten orientiert sich der Arzt bei der Festlegung seiner Therapie. Beim Aufstehen sinkt der Blutdruck häufig kurzfristig ab, die Folge sind Schwindel und ggf. Stürze. Aber auch als Nebenwirkung bei Blutdruck- oder Herzmedikamenten ist Schwindel ein häufiger Faktor.

Hinzu kommt, dass viele ältere Menschen nicht nur an einer Krankheit leiden. Sie müssen also mehrere Medikamente einnehmen. Diese haben nicht nur Nebenwirkungen, sondern auch Wechselwirkungen. Die Folge: Die dadurch entstehenden Beschwerden werden mit einem weiteren Medikament bekämpft. Die Ärzte orientieren sich aus Zeitmangel oft nur an den Informationen der Angehörigen oder Pflegekräften und verordnen ein weiteres Medikament. Es wird meist nur das akute Problem behandelt, nicht aber die Komplexität der verschiedenen Krankheiten. Wer hat/nimmt sich schon die Zeit, alle Neben- und Wechselwirkungen aus den Beipackzetteln zu vergleichen und eventuell noch nach einem Alternativpräparat zu suchen?

Hilfreich kann hier eine Kooperation mit Apothekern sein. Diese sind nicht nur bei der Beurteilung von Medikamenten die passenden Fachleute, sie haben auch oft computergesteuerte Programme, die einen Abgleich der Medikamente schnell und einfach ermöglichen. Die ausreichende Versorgung mit Schmerzmitteln ist zum einen eine Frage der Menschlichkeit; zum anderen erteilt der Expertenstandard Schmerzmanagement in der Pflege einen klaren Auftrag an alle Pflegenden. Aber auch diese Medikamentengruppe zeigt mitunter Nebenwirkungen wie Müdigkeit, Beeinträchtigung des Reaktionsvermögens, Magen- und Darmbeschwerden, Übelkeit, Erbrechen, Durchfälle. All diese Nebenwirkungen können auftreten. Ein Mensch mit Demenz kann sie aber oft nicht mitteilen, sondern nur in Verhaltensveränderungen zeigen.

Der Einsatz von Psychopharmaka und Antidepressiva ist im Bereich der Altenpflege ganz besonders zu hinterfragen, da eine fachärztliche Versorgung in diesem Bereich eher die Ausnahme ist. Im Arzneimittelreport 2011 der Barmer GEK[44] wird beschrieben, dass Menschen mit Demenz sechsmal

---

[44] Barmer GKV (2011): Arzneimittelreport 2011. Hauptverwaltung Schwäbisch Gmünd, Abteilung Versorgungsforschung, Asgard-Verlag.

häufiger Neuroleptika erhalten als Klienten ohne auftretende Verwirrtheit. Es wird außerdem darauf hingewiesen, dass diese Mittel bei der Patientengruppe eine bis zu 1,7-fach erhöhte Sterblichkeitsrate verursachen.

Medikamente sind ein Segen für kranke Menschen. Aber Wirkung, Nebenwirkung und Wechselwirkung können zu einem Teufelskreis werden. Ob eine Menge von zehn Tabletten pro Mahlzeit oder 20 Tabletten am Tag noch »gesund« ist, darf durchaus hinterfragt werden. Die Verantwortung für die Medikation liegt zwar in den Händen der Ärzte, aber sie sollten durch die Pflegenden darüber informiert werden, wie es dem Klienten nach der Gabe eines Präparates geht. Sie sollten wissen, welche Verhaltensauffälligkeit sich erst nach der Einnahme gezeigt hat oder welche vorhandene Verhaltensauffälligkeit sich verstärkte. Es wird Ihnen bei den begrenzten Budgets der Ärzte auch niemand übel nehmen, wenn Sie die Reduzierung der Medikamente anregen.

Tipp

Eine Überprüfung der Medikamente ist ein erster Schritt, um eine freiheitseinschränkende Maßnahme zu vermeiden.

10.10.3 Eine Tagesstruktur mit sinnvoller Beschäftigung

Es ist wohl unumstritten, dass insbesondere Menschen mit Demenz eine sinnvolle Beschäftigung suchen. Welche das ist, ist natürlich sehr individuell. Das kann die Beschäftigung im Haushalt, im Garten, mit einem Stofftier, einem echten Tier, mit Zeitung, Musik, Lesen, Gesellschaftsspielen und vielem anderen sein. Wesentlich ist, dass die Beschäftigung der Natur des Menschen und damit seinen Bedürfnissen entspricht. Hier ist biografisches Arbeiten von wesentlicher Bedeutung. Viele Einrichtungen suchen nach speziellen Handlungsalternativen und Programmen. In vielen Einrichtungen wird schlicht nach der ultimativen Beschäftigung gesucht, die Menschen mit Demenz besonders anspricht. So glauben viele, ihre Klienten damit vor Stürzen zu bewahren. Es gibt gemäß Leitfaden FEM Studien darüber, wie sich spezielle Beschäftigungsprogramme auf die Gefährdungen der Klienten und damit auf die Reduktion freiheiteinschränkender Maßnahmen auswirken: *»Es liegt kein Nachweis für einen reduzierenden Effekt von spezifischen Beschäftigungsprogrammen auf herausforderndes Verhalten vor. Es liegt ein schwacher Hinweis für einen reduzierenden Effekt von spezifischen Beschäftigungsprogrammen in Kleingruppen auf FEM vor.«*[45]

Aus unserer Sicht benötigen Menschen mit Demenz keine speziellen Beschäftigungsangebote, sondern Alltag. Eine sinnvolle Beschäftigung entspricht dem Klienten und ist auf seine Bedürfnisse und Fähigkeiten zugeschnitten. In den wenigsten Fällen dürfte das Seidenmalerei oder Harfespielen sein. Es wird vielmehr auf Kartoffelschälen oder Ausfegen hinauslaufen. Schaut man sich die Generation der Über-80-Jährigen an, so sind hauswirtschaftliche Tätigkeiten wohl häufig passend. Allerdings muss man feststellen, dass das Falten von Handtüchern, wie es in einigen Heimen stupide angeboten wird, nur einen ganz kleinen Teil der Möglichkeiten erfasst. Tatsächlich ist das Risiko für Leib und Seele beim Falten von Handtüchern sehr gering. Was aber ist mit Bügeln? Ist das kein Angebot? Nicht selten werden solche Angebote abgelehnt, weil man sie dem Klienten mit Demenz nicht zutraut. Das aber ist ein Pauschalurteil. Aus eigener Praxis wissen wir, dass Frauen trotz einer Demenz gefahrlos bügeln können.

Das Angebot sollte also immer individuell getroffen werden und durch gutes Beobachten können Pflegende durchaus beurteilen, was ein Mensch noch kann und wo er gegebenenfalls mehr Unterstützung braucht. Sinnvolle Tätigkeiten verlangt auch Kitwood (2000) in seinem personzentrierten Ansatz. Verbindet man diese Forderung mit der Biografie des einzelnen Menschen und mit Pflegenden, die eine positive Haltung zum Menschen mit Demenz haben und keine Angst vor normalen Lebensrisiken, kann hier Lebensqualität erzeugt werden. Klienten fühlen sich auch im Heim gebraucht und gehen gewohnten Tätigkeiten nach. Sie können wieder Führungsrollen übernehmen und sind deutlich unabhängiger vom Pflegenden.

---

[45] Köpke et al. 2009, S. 116

Den Alltag in seinem Reichtum als Pool für tausende kleine und größere Tätigkeiten für die Klienten entdecken, würde die Pflege von Menschen auch mit fortgeschrittener Demenz sinnhaft machen.

Solange jedoch die Ich-Wichtigkeit der Pflegenden in traditionellen Versorgungen favorisiert wird, biografisches Arbeiten nicht honoriert wird und reglementierende Vorschriften die Normalität ein Heim eher in ein Krankenhaus verwandeln, wird es vielen Menschen im Heim nicht wirklich seelisch gut gehen. Ein Mensch, der nicht weiß, warum er noch das Bett verlassen soll, da ihn Langeweile und Trostlosigkeit erwarten, wird sich schwer motivieren lassen. Seine Lebensmotive werden ja kaum gesehen und die so wichtigen Elemente, um im Leben noch eine wichtige Rolle zu spielen, werden ihm genommen. Hier muss eine Veränderung stattfinden.

10.10.4 Schulung der Mitarbeiter

Schulungen der Mitarbeiter und pflegenden Personen im Hinblick auf Menschen mit Demenz und deren Bedarfe sowie den Nutzen von freiheitseinschränkenden Maßnahmen bringen einen großen positiven Effekt. So beschreibt eine Studie[46] aus den USA, dass nach entsprechender Schulung der Mitarbeiter über 50 % der freiheitseinschränkenden Maßnahmen überflüssig sind. Eine weitere Studie aus Norwegen[47] berichtet von einem Rückgang um 54 %, ebenfalls nach entsprechender Schulung. In Deutschland gibt es eine solche Studie noch nicht, aber Professor Gabriele Meyer vermutet 2012 in einer ZDF-Sendung, dass das entsprechende Wissen auch zu einer anderen Haltung und damit zu rund einem Drittel weniger freiheitseinschränkenden Maßnahmen führen kann.

[46] Evans LK et al. (1997): Alten- und Pflegeheime in Philadelphia, USA (Bettenkapazität: 180–269)
[47] Testad I et al. (2005): Alten- und Pflegeheime in Stavanger, Norwegen.

Unsere persönlichen Erfahrungen in der Azurit-Gruppe und die intensive Beschäftigung mit dem Thema zwischen 2008 und 2012 haben gezeigt, dass ein einfacher Appell an die Pflegekräfte nichts nutzt. Bei der ersten Schulung sieht man betroffene oder auch nachdenkliche Gesichter. Man geht am Ende der Veranstaltung weise nickend auseinander. Im Alltag sieht man sich in der Anwendung der Denkanstöße allein gelassen oder überfordert.

Es ist unbedingt erforderlich, dass sich einige engagierte Mitarbeiter an die Spitze stellen und die Leitung mit eingebunden wird. Wie nach jeder Fortbildung sollten die Informationen verwertet werden. Ähnlich wie im Pflegeprozess kommt nach der Informationssammlung die Problemanalyse. In diesem Fall sollte eine Problemanalyse bezüglich folgender Fragen erhoben werden:

1. Schritt, Analyse: Wie viele FEM haben wir? Fazit: zu viele!
2. Schritt, Ziel: Quote der FEM auf 10 % im ersten Jahr senken
3. Schritt, Maßnahmenplan: Wer macht was bis wann? Zu tun wäre:
   a) Information an alle, dass dieses Jahr das Jahr der Freiheit wird
   b) Fragen, wer im Ethikrat mitarbeiten möchte; gern auch Leute, die nicht aus der Pflege kommen
   c) Welche Art FEM haben wir?
   d) Welche Alternativen kennen wir, welche können wir noch erlernen?
   e) Jeder Fall von FEM wird im Ethikrat diskutiert, bevor ein Antrag bei Gericht gestellt wird.

Das Thema »Anwendung von freiheitseinschränkenden Maßnahmen« ist mit viel Unsicherheit verbunden. Es muss also grundlegendes Wissen geschult und ständig wiederholt werden. Das beginnt beim Wissen um rechtliche Grundlagen – einmal zur Anwendung, aber vor allem auch zum »Weglassen« von Fixierungen. Allein die Schulungen zum Thema »Verantwortungsvoller Umgang mit freiheitseinschränkenden Maßnahmen« in elf Azurit-Einrichtungen von März bis Dezember 2011 führten dazu, dass die angewandten Maßnahmen von 23,3 % auf 15,6 % reduziert werden konnten. Das kurzfristig erreichte Ergebnis darf jedoch nicht zu dem Trugschluss führen, dass das Thema damit erledigt ist. Nachhaltigkeit erreicht man nur, wenn der verantwortungsvolle Umgang mit freiheitseinschränkenden Maßnahmen als Qualitätsmerkmal permanent im Fokus der Leitung und damit der Mitarbeiter steht und bearbeitet wird.

Ein wesentlicher Bestandteil dieser Schulungen ist es, den Mitarbeitern zu vermitteln, dass der Träger und die Leitung hinter ihnen stehen. Die Angst der Mitarbeiter, dass ihnen bei einem Sturz des Bewohners die Schuld zugewiesen wird, ist enorm groß. Die Mitarbeiter haben Kenntnisse zum Thema Haftung, aber leider falsche. Sie fühlen sich für alles und jeden verantwortlich, kennen nicht immer die Grenzen des Rechts und der Haftung. Wer den Pflegenden diese Angst der Haftung eingetrichtert hat, sei dahingestellt. Fakt ist: Keine Pflegekraft in Deutschland sitzt im Gefängnis, weil ein Klient gestürzt ist.

10.10.5 Aktive Einbindung der Betreuenden und Angehörigen

Nicht selten hören wir das Argument, dass die Angehörigen das »Problem« seien. Sie würden negative Stimmung verbreiten, zu viel fordern, wüssten gar nichts vom Pflegealltag etc. Angehörige fordern mitunter auch eine Fixierung des Pflegebedürftigen, um einen Sturz oder Ärger mit Mitbewohnern zu verhindern. Natürlich sollten Sie die Bedenken und auch die Beweggründe der Angehörigen verstehen. Angehörige haben oft ein schlechtes Gewissen, weil sie Mutter oder Vater ins Pflegeheim gegeben haben und möchten nicht noch zusätzlichen Kummer. Nicht selten kommt das Argument, dass Sohn oder Tochter die Mutter am besten kennen würden und damit auch entscheiden könnten, was das Beste für diese wäre. Auch die Angehörigen haben Angst, dass ein erneuter Sturz weitreichende Folgen haben kann. Zudem haben Angehörige zu Hause die Angst, nicht mehr alles zu schaffen. Sie machen sich Vorwürfe, wenn der Pflegebedürftige stürzt. Was könnten denn die Nachbarn, die Pflegekräfte, der Arzt sagen? Die Aufklärung der Angehörigen ist ein sehr wichtiger Punkt zur Vermeidung von freiheitseinschränkenden Maßnahmen:

- Besprechen Sie die Dramatik einer Fixierung.
- Zeigen Sie, dass eine Fixierung in der Regel mehr Gefahr als Schutz bedeutet.
- Erklären Sie den Angehörigen mit einfachen Beispielen, welche Folgeschäden auftreten können und zu erwarten sind.

Info

Sollte ein Gespräch mit den Angehörigen keinen Erfolg zeigen, so muss auf jeden Fall geklärt werden, dass diese nicht das Recht haben, über die Anwendung einer freiheitseinschränkenden Maßnahme zu entscheiden. Sie müssen den Angehörigen verdeutlichen, dass nur der Richter entscheidet.

Die beste Lösung ist es, dieses Thema bereits beim Interessentengespräch aufzunehmen, spätestens aber bei der Aufnahme. Bereits hier muss die Einstellung Ihrer Einrichtung, Ihrer Leitung zum Thema »Freiheitseinschränkung« ganz klar geäußert werden. Ihre Strategie in der Einrichtung sollte nicht nur im Leitbild stehen, sondern klar gelebt werden. Gehen Sie mit dem potenziellen Kunden Ihr Leitbild durch. Erläutern Sie, welches Verständnis Sie mit den Worten »Würde, Selbstbestimmung und der Kunde steht im Mittelpunkt« verbinden. So vermeiden Sie spätere Irritationen.

Tipp

Nutzen Sie Ihren verantwortungsvollen Umgang mit der Freiheit als Marketingaspekt. Heben Sie sich damit von anderen ab. Vermarkten Sie »keine Einschränkung der Persönlichkeitsrechte«. Es wird viele Kunden geben, die Ihre Einrichtung oder Ihren Pflegedienst genau aus diesem Grund wählen, selbst wenn der Kunde im Vorfeld noch gar nicht darüber nachgedacht hat, was das im Einzelnen bedeutet.

10.10.6 Milieuverbesserung

Dass barrierefreies Gehen eine wesentliche Voraussetzung ist, um weniger Stürze zu produzieren, liegt auf der Hand. Bei der Milieugestaltung bzw. -verbesserung geht man aber über das Thema Barrierefreiheit und Lichtverhältnisse hinaus. Es geht hier um die Gestaltung eines wohnlichen, für die Klienten normales Umfeld. Die meisten Menschen mit herausforderndem Verhalten sind Menschen mit Demenz. Diese Gruppe stellt gleichzeitig die größte Gruppe der Menschen mit freiheitseinschränkenden Maßnahmen dar.

Wohnräume sollen wohnlich, heimelig und dem häuslichen Umfeld entsprechend eingerichtet sein. Sieht man sich moderne Heime an, so fehlt es oft schon an den einfachsten Ausstattungsmerkmalen. Welcher demenziell Erkrankte kommt mit den modernen Mischbatterien und Armaturen an den Waschbecken zurecht? Wer aus dieser Klientel kann den weißen Toilettenspüler auf der weiß gefliesten Wand entdecken? Wer mag schon auf Designerstühlen gemütlich verharren? Aus Gründen der Stromersparnis werden Bewegungsmelder angebracht. Steht der demenziell Erkrankte zu lange untätig im Bad, steht er eben im Dunkeln.

Außenbereiche sollen einladen und einer natürlichen Umgebung entsprechend gestaltet werden. Die Zeiten der Irrgärten und »Demenzgärten« war schneller vorbei, als sie begonnen hatte. Während ansprechend und sinnvoll gestaltete »Wandergärten« durchaus ihre Berechtigung haben, wie es im Leitfaden FEM (Seite 105) heißt. Bewohner mit herausforderndem Verhalten zeigten deutlich weniger Merkmale herausfordernden Verhaltens, wenn sie in einem solchen Wandergarten umhergehen konnten.

10.10.7 Individuelle Anpassung der Toilettengänge

Wer kennt das als Mitarbeiter einer Altenhilfeeinrichtung nicht: Die Nacht beginnt und damit die Kontrolle. Es wird dreimal nachts in die Zimmer geschaut, Bewohner werden dreimal gewendet, bekommen dreimal ein Getränk angeboten und man schaut dann gleich auch mal in die Hose. Zugegeben, eine recht drastische und vereinfachte Darstellung der Vorgänge im Nachtdienst. Aber wir stellen immer wieder fest, dass insbesondere nachts sehr wenig auf die Bedürfnisse der Bewohner eingegangen wird. Wer nachts nicht schläft, ist morgens gerädert. Das geht Pflegebedürftigen, die dreimal pro Nacht geweckt werden, nicht anders. Wer Kinder hat, weiß, wovon wir reden. Keine Nacht mehr durchschlafen, alle paar Stunden geweckt werden. Morgens ist man unausgeschlafen, das ein oder andere Mal auch unleidlich. Wie soll es Ihren Klienten gehen, wenn sie keine Nacht mehr durchschlafen können?

Die gestörten Heimbewohner sind am Morgen müde. Wenn man müde ist, ist man gleichzeitig unachtsamer bei drohenden Gefahren. Wer müde ist, ist leichter reizbar. Das bedeutet, herausforderndes Verhalten kann dadurch verstärkt werden. Außerdem weiß der gestörte Bewohner des Nachts oft nicht, wie ihm geschieht. Da schleicht jemand auf leisen Sohlen an sein Bett, ist lieb und freundlich, aber der Klient weiß gar nicht, was die Person eigentlich will. Ehe er sich versieht, ist die Person auch wieder weg und alles ist dunkel. Der Klient steht vom Bett auf, um nach dem Rechten zu schauen und das bedeutet ggf. einen weiteren Sturz. Oder aber die Pflegekraft hat in die Hose geschaut und alles sauber vorgefunden. Kaum ist sie aus der Tür, verspürt der Klient einen Drang und macht sich auf den Weg zur Toilette. Wer mag schon gern ins Bett machen? So ähnlich kann man sich viele Situationen in Altenhilfeeinrichtungen vorstellen.

Um diese Situationen besser zu beherrschen, sollten Sie für jeden Bewohner ein Inkontinenzprofil erstellen. Das klingt aufwändiger als es im Einzelnen ist. In unseren Beratungen bitten wir die Nachtwachen für drei Tage das Ausscheidungsverhalten anhand einer kleinen Strichliste zu dokumentieren. Nach diesen drei Tagen verfügen die Pflegenden für ca. 90 % der Klienten über ein relativ verlässliches Profil beim Ausscheidungsverhalten.

Inkontinenzprofil Frau Schulz Zi: 233

Datum: 24.01.20..

Kontrolle: 1 Uhrzeit: 22:45

☐ **trocken**

☒ **Indikationsstreifen nass von/bis**

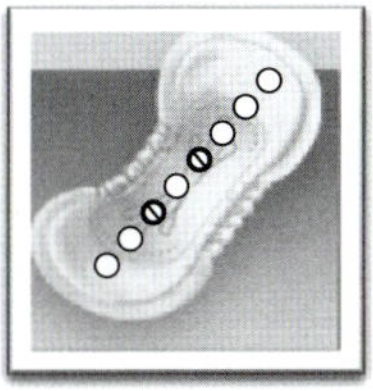

Datum: 24.01.20..

Kontrolle: 2 Uhrzeit: 01:55

☐ **trocken**

☒ **Indikationsstreifen voll von/bis**

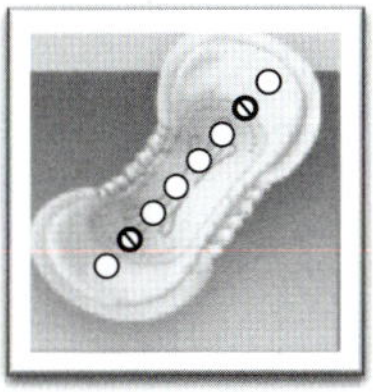

Datum: 24.01.20..

Kontrolle: 3 Uhrzeit: 05:15

☐ **trocken**

☒ **Indikationsstreifen nass von/bis**

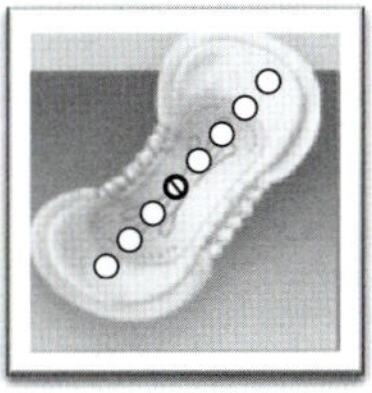

An diesem Beispiel sehen Sie, dass der dritte Kontrollgang völlig überflüssig ist und sogar auf den ersten verzichtet werden kann. Wir haben Dutzende Erhebungen dieser Art in Einrichtungen durchgeführt und kamen immer zum gleichen Ergebnis: Inkontinenzmaterialwechsel in der Nacht sind zum größten Teil überflüssig.

Haben Sie die Ausscheidungsgewohnheiten des Klienten ermittelt, müssen Sie den Bedarf an Lagerungsintervallen ebenso ermitteln, indem Sie bei jedem Rundgang die Haut auf Anzeichen von Rötungen ansehen. Sind keine Rötungen vorhanden, wird der Rundgang in der Folgenacht auf später verschoben. Auch hier haben wir in Beratungen die gleiche Situation: Die meisten Bewohner werden zu oft gelagert.

10.10.8 Protektorenhosen

Der Sinn oder Nutzen von Protektorhosen ist umstritten, es liegen unterschiedliche Datenerhebungen und Studien vor, »sodass kein eindeutiges Votum für oder gegen Hüftprotektoren ausgesprochen werden kann«, urteilten die Experten in der Leitlinie FEM der Unis Hamburg und Witten.[48]

Eine Protektorenhose nutzt im Zweifel nichts. Ob sie schadet, ist ebenfalls nicht erwiesen. Wichtig ist, dass Sie bei der Anwendung der Protektorenhose die Akzeptanz Ihres Klienten prüfen. Eine solche Maßnahme gegen den erklärten Willen Ihres Klienten durchzuführen wäre ein erneuter Eingriff in die Persönlichkeitsrechte. Bei der Dokumentation schreiben Sie die Protektorenhose bitte **nicht** als Sturzprophylaxe auf. Prophylaxe bedeutet Vorbeugung und eine Protektorhose schützt nicht vor einem Sturz, höchstens vor den Sturzfolgen, was eben auch nicht zweifelsfrei erwiesen ist.

---

[48] Köpke et al. 2008, S. 64

11 Dokumentation

Die Dokumentation hat eine zentrale Bedeutung. Wobei hier zu bemerken ist, dass die meisten Einrichtungen viel mehr dokumentieren, als gefordert oder gebraucht wird. Es kommt nicht darauf an, möglichst viel zu dokumentieren, sondern das Richtige.

11.1 Die Ausgangssituation

Zunächst findet sich in der Dokumentation das Verhalten, die Verhaltensauffälligkeit, die Gefahrensituation etc. des Klienten. Je präziser eine Situation dargestellt wird, desto besser und individueller kann man darauf reagieren. Sätze wie:

- »war unruhig«,
- »lief den Flur auf und ab«,
- »hat die Beine übers Bettgitter«,
- »blieb nicht auf dem Stuhl sitzen«,
- »ist immer wieder aufgestanden«,
- »ist weglaufgefährdet, versuchte aus dem Haus zu gelangen«,
- »lief immer wieder weg«

sind nicht wirklich hilfreich. Hier wird zu wenig auf den Klienten eingegangen. Wie hat er sich verhalten, in welcher Situation befand er sich gerade, wie ging es ihm, wo wollte er ggfs. hin, wie sah die Gefahr konkret aus? Diese und ähnliche Fragen sollten geklärt und dokumentiert werden, z. B.:

- »Fr. M. stand immer wieder vom Bett auf, sie machte ein beunruhigtes Gesicht. Auf die Frage ›Geht es Ihnen gut? Suchen Sie etwas?‹, nickte sie nur. Nach einem kurzen gemeinsamen Rundgang setzte sie sich in den Sessel auf dem Flur.
- Hr. P. läuft bis zur Erschöpfung, er bemerkt nicht, wenn es ggfs. zu viel für ihn wird. Er muss spätestens nach 30 Minuten eine kurze Sitzpause einlegen, sonst droht er umzukippen.
- Fr. G. möchte immer wieder nach Hause. Sie ist erst kurze Zeit hier. Es ist noch nicht erkennbar, was ihr gut tut oder was ihr hier fehlt. Bei dem Versuch, nach Hause zu gelangen, versucht sie auch über den Gartenzaun zu klettern oder geht das hintere Treppenhaus hinunter.«

Natürlich sind das mehr Worte und längere Sätze als die oben kurz genannten Umschreibungen. Aber Sie können keinen Menschen einfach in die Schublade »Demenz« oder »Unruhe« oder »weglaufgefährdet« stecken. Sie werden ihm so nicht gerecht. Jeder hat einen Antrieb und es gibt viele gute Gründe für die Klienten, nachts nach dem Rechten zu sehen, nach den Kindern zu schauen, zur Mama oder zur Schule zu gehen oder nicht auch noch die dritte Stunde auf demselben Platz zu sitzen.

Wenn Sie die Situation Ihres Klienten möglichst genau beschreiben, ist sie auch Tage später noch für alle Beteiligten nachvollziehbar. Das gelingt mit Abkürzungen wie »war unruhig« nicht oder können Sie heute noch erklären, was Sie meinten, als sie vor drei Wochen »war unruhig« schrieben? Diese Transparenz in der Darstellung muss durch die klare Benennung der Folgehandlung ergänzt werden: »Was habe ich beobachtet, was kann ich tun?« Schreiben Sie die ergriffenen Maßnahmen, die ausprobierten Alternativen auf. Ob es eine Unterhaltung war, ein gemeinsames Gehen, eine Ablenkung oder ähnliches. Versuchen Sie nie, den Klienten mit einem simplen »es gibt gleich Kaffee« abzuspeisen. Würden Sie sich auf dem Weg zur Arbeit oder zu Ihren Kindern aufhalten lassen, weil jemand sagt: »Aber es gibt doch gleich Kaffee?«

Die zu ergreifende Maßnahme (▶ Kap. 10) muss immer individuell sein, zur Person wie auch zur Situation passen. Sie werden eine Mutter, die ihr Kind sucht, auch nicht mit Singen oder Spielen aufhalten. Hier hilft nur situationsgerechtes Handeln.

11.2 Assessment Sturzrisiko

Das Sturzrisiko eines jeden Klienten ist zu erheben. Hierfür gibt es spezielle Assessments. Wir würden allerdings dringend empfehlen, nur die im Expertenstandard Sturzprophylaxe genannten Erhebungen zu nutzen. Alle Assessments, die beispielsweise auch mit Punktwerten arbeiten, lassen keine seriöse Einschätzung des Risikos zu.

Nach dem Assessment kennen Sie die risikoverstärkenden Faktoren, was nicht bedeutet, dass der Klient morgen stürzt, nur weil er vier intrinsische und zwei extrinsische Faktoren mitbringt. Es ist das Problem vieler Pflegender, dass sie die Assessments dazu nutzen, um das individuelle Risiko festzustellen. Das ist grundlegend falsch. Wie im Expertenstandard zu lesen ist, stellt die Fachkraft das individuelle Risiko fest, nachdem sie die Faktoren erhoben hat.

11

Info
Assessments zeigen nicht das individuelle Risiko. Zuerst wird das Assessment ausgefüllt und dann das davon abgeleitete Risiko ermittelt. Risikofaktor ist nicht gleich Sturzgefahr.

Wichtig ist, dass die Risikofaktoren ermittelt und dann einzeln bewertet werden (▶ Tab. 4).

Tab. 4: Risikofaktoren

	Faktor wirkt sich nicht aus	Faktor wirkt sich aus
Gangunsicherheit	Zieht zwar das rechte Bein nach Unfall im Jahr 1987 nach, geht aber sicher und selbstständig ohne Hilfemittel	Zieht das rechte Bein nach, bleibt an kleinsten Unebenheiten hängen
Sehbehinderung	Hat eine Brille, kann damit lesen	Hat eine Brille, setzt diese nur ungern auf, sieht so Unebenheiten am Boden zu spät und stolpert
Demenz	Sitzt gern am Fenster; steht nicht allein auf, sondern wartet, bis jemand kommt	Versucht immer wieder aufzustehen; vergisst, dass er beinamputiert ist und nicht allein gehen kann
Dranginkontinenz	Bleibt sitzen und ruft »Schwester, Schwester«, wenn sie zur Toilette muss	Bemerkt Harndrang zu spät, steht dann überhastet auf und eilt zur Toilette. So ist es mehrfach schon zu Stürzen gekommen

An diesen Beispielen erkennen Sie, dass es einen Faktor gibt, aber zwei mögliche Auswirkungen. Deshalb muss jeder Faktor auch tatsächlich individuell beim Kunden bewertet werden. Das Vorliegen von vier Faktoren sagt nichts über die vorliegende individuelle Sturzgefahr. Nachfolgend erhalten Sie ein Beispiel (▸ Tab. 5), wie man die im Expertenstandard genannten intrinsischen und extrinsischen Faktoren aufführen und auf einem Blatt bewerten kann.

Tab. 5: Bewertung der intrinsischen und extrinsischen Faktoren

Name: ________ Pflegestufe: ________ Blatt Nr.: ________ Jahr: ________

Der Kunde hat üblicherweise folgende Risikofaktoren:

Risikofaktor	Genauere/ nähere Bezeichnung	Keine Maßnahmen in Pflegeplanung/ SIS® geplant/notwendig weil:	In Planung übernommen
Funktionseinbußen (Gehbehinderung)	☐ Humpeln ☐ Kontrakturen ☐ Gleichgewichtsstörung ☐ Schwäche in den Beinen ☐ Allgemeine Schwäche ☐ Sonstiges: ________	________ ________ ________ ________ ________ ________ ________ ________	Ja ☐ unter Planungspunkt: ________
Funktionseinbußen (Sehschwächen)	☐ Keine Brille trotz Sehschwäche ☐ Alte Brille ☐ Nutzt Brille nicht immer ☐ Nahezu erblindet ☐ Tiefenschärfe fehlt (verschätzt Entfernung) ☐ Sonstiges: ________	________ ________ ________ ________ ________ ________ ________ ________ ________	Ja ☐ unter Planungspunkt: ________
Beeinträchtigung des Gedächtnisses und der Stimmung	☐ Vergisst seine Beeinträchtigung ☐ Erhöhter Bewegungsdrang ☐ Erschwerte Orientierung ☐ Verkennt Gefahren wie: ________ ☐ Depression/Niedergeschlagenheit ☐ Sonstiges: ________	________ ________ ________ ________ ________ ________ ________ ________ ________ ________ ________ ________	Ja ☐ unter Planungspunkt: ________
Erkrankung innerer Organe, die Schwindel/ Ohnmacht auslösen	☐ Niedriger Blutdruck ☐ BZ-Entgleisungen ☐ Herzrhythmusstörungen ☐ Sonstiges: ________	________ ________ ________ ________ ________	Ja ☐ unter Planungspunkt: ________

11

Risikofaktor	Genauere/ nähere Bezeichnung	Keine Maßnahmen in Pflegeplanung/ SIS® geplant/notwendig weil:	In Planung übernommen
Ausscheidungsprobleme	☐ Drangblase ☐ Nykturie ☐ Diarrhoe ☐ Sonstiges: ______	______ ______ ______ ______ ______	Ja ☐ unter Planungspunkt: ______
Angst vor Stürzen	☐ Besonders bei/wenn: ______ ______ ______ ______	______ ______ ______ ______ ______	Ja ☐ unter Planungspunkt: ______
Hilfsmittelanwendung	☐ Unsachgemäß/alt ☐ Vorhandenes nicht genutzt ☐ Sonstiges: ______		Ja ☐ unter Planungspunkt: ______
Schuhe ungeeignet Kleidung generell ungeeignet	☐ Folgendes: ______ ☐ Sonstiges: ______	______ ______ ______ ______ ______	Ja ☐ unter Planungspunkt: ______
Medikamente (z. B. sedierend)	☐ Folgende: ______ ______	______ ______ ______ ______	Ja ☐ unter Planungspunkt: ______
Umgebungsgefahren wie Stolperquellen, Treppen, Licht, glatte unebene Böden	☐ Folgendes: ______ ______	______ ______ ______ ______ ______ ______	

Weitergehende Empfehlungen für den Kunden/Angehörigen:

____

____

____

Broschüre zum Thema Sturzrisiko von der Krankenkasse wurde beim Beratungsgespräch ausgehändigt Ja ☐ oder Nein ☐,

weil ____________________________________

Vorliegende Liste und Maßnahmen besprochen am: ________________

Unterschrift Mitarbeiter: ____________________________

Unterschrift Kunde: ______________________________

Sonstige Gesprächspartner: __________________________

Unterschrift sonst. Gesprächspartner: ____________________

11.3 Die Pflegeplanung

Die Pflegeplanung sollte das sein, was in der Überschrift steht, eine Planung der Pflege. Das bedeutet, dass der Klient individuell erkennbar sein sollte, ebenso wie eine handlungsleitende Formulierung. Leider sind noch zu viele Pflegeplanungen »Schaulaufen für die Galerie«. Es werden Dinge eingetragen, die mit dem Klienten wenig zu tun haben. Viele Planungen sind oberflächlich, passen gleich auf mehrere Klienten und bestehen womöglich aus 13 Seiten und mehr. Das wiederum bedeutet, dass sie nicht gelesen werden. Wenn sie nicht gelesen werden, wird nicht entsprechend gehandelt. Das Handeln der Pflegekräfte erfolgt individuell. Jeder macht, was er denkt. Alle meinen es gut, aber alle machen es anders. Das Problem sollte so klar wie möglich formuliert werden. Die Ziele sollten realistisch und die Maßnahmen handlungsleitend sein.

Negatives Beispiel

Problem	Ziele	Maßnahmen
Fr. L. ist zeitlich, örtlich desorientiert wegen Demenz, zeigt Weglauftendenz	• Sicherheit • Wohlbefinden	• Elektronischer Chip in Kleidung und Schuhe • Am Weglaufen hindern

Diese Planung zeigt eine völlig undifferenzierte und unpersönliche Darstellung der Persönlichkeit. Einfacher wäre es, den Klienten in seiner Situation zu beschreiben und die passenden Maßnahmen zu dokumentieren.

Positives Beispiel

Problem	Ziele	Maßnahmen
Vergisst seine Schuhe anzuziehen und rutscht auf Socken weg	Trägt Stoppersocken oder feste Schuhe	An Schuhe erinnern und in der Nacht Stoppersocken anziehen
Steht in der Nacht immer wieder auf, macht kein Licht, droht zu fallen	Orientierungslicht ist vorhanden	Kleine Lampe im Bad/Flur brennen lassen oder Orientierungslicht anmachen (im Heim in der Wand, ambulant in der Steckdose möglich)
Schaukelt im Rollstuhl vor und zurück und droht heraus zu kippen	• Herauskippen ist vermieden • Bewegungsdrang kann ausgelebt werden	• Keilkissen unter Unterschenkel • Bei jedem Pflegekontakt helfen aufzustehen und wenn möglich einige Schritte zu gehen

Sind die Probleme korrekt beschrieben, können die Maßnahmen individuell sein, denn sie richten sich nach der Problemstellung und haben den ähnlichen Wortlaut. Steht die Pflegeplanung fest, sollte sie regelmäßig evaluiert werden. »Regelmäßig« ist ein dehnbarer Begriff. Es gibt keine Vorschrift, wie oft eine Planung evaluiert werden muss. Klar ist aber, dass eine Planung aktuell sein muss. Das kann sie sein, obwohl sie schon zwei Jahre alt ist; dass kann sie womöglich nicht sein, obwohl sie erst zwei Wochen alt ist.

Gemäß Expertenstandard Sturzprophylaxe in der Pflege vom DNQP[49] von 2005 ist das Sturzrisiko bei Veränderungen und nach jedem Sturz zu evaluieren. Auch hier gibt es natürlich keine Zeitvorgabe, das würde auch keinen Sinn ergeben. Eine Evaluation gerade des Sturzrisikos ist eine wesentliche Bereicherung. Man kann dann nachsehen, ob die Maßnahmen zum Erfolg führten oder ob das Problem tatsächlich noch vorhanden ist. Hier einige Beispiele:

Beispiel 1

Datum	Pflegeproblem	Pflegeziel	Pflegemaßnahme
22.12.20..	Vergisst seine Schuhe anzuziehen und rutscht auf Socken weg	Trägt Stoppersocken oder feste Schuhe	An Schuhe erinnern und in der Nacht Stoppersocken anziehen
Evaluation:			
17.1.20..	Läuft nun Tag und Nacht in Stoppersocken, hat festen Halt, keine akute Rutschgefahr		

Beispiel 2

Datum	Pflegeproblem	Pflegeziel	Pflegemaßnahme
7.2.20..	Teppichläufer im Badezimmer stellt eine Stolpergefahr dar	Nimmt Läufer aus dem Bad	Gespräch mit Klient und Tochter wegen des Läufers und dessen Entfernung
Evaluation:			
17.2.20..	Klient und Tochter wissen um die mögliche Gefahr des Läufers. Klient ist aber nach eigener Auskunft in 20 Jahren noch nie darüber gestürzt. Der Läufer stellt somit keine akute Gefahr dar.		

[49] Deutsches Netzwerk für Qualitätsentwicklung in der Pflege (2005): Expertenstandard Sturzprophylaxe in der Pflege. Osnabrück

Beispiel 3

Datum	Pflegeproblem	Pflegeziel	Pflegemaßnahme
27.2.20..	Geht mit kleinen Schritten, leicht vornübergebeugt, möchte keinen Rollator nutzen	Nimmt Hilfe an	Hilfe beim Gehen anbieten Auffordern, nicht allein zu gehen
Evaluation:			
17.4.20..	Geht weiterhin mit kleinen Schritten vornübergebeugt, geht aber sicher auch ohne Hilfsmittel. Nimmt nur nachts Hilfe beim Gang zur Toilette an, kommt tagsüber gut allein zurecht, nutzt Handläufe und im Zimmer Möbel zum Festhalten, keine akute Sturzgefahr.		

Wie man sieht, ist es gerade zu Beginn der Pflege so, dass Risiken eingeschätzt und überbewertet werden. Die Evaluation hilft, hier den aktuellen Stand darzulegen und Probleme in Ressourcen umzuwandeln.

11.4 Die SIS®

Die strukturierte Informationssammlung sollte ihren Namen verdient haben. Man sammelt als Pflegende strukturiert Informationen, die wichtig sind für ein gutes Miteinander, in der Pflege aber auch Beziehung zum Klienten. In jedes Themenfeld gehört daher auch die Eigenwahrnehmung des Klienten[50] und das ist schon einer der wesentlichsten Unterscheidungen zur klassischen Pflegeplanung, bei der der Klient nicht zu Wort kommt.

Wie sieht der Klient z. B. seine Sturzgefahr? Wie schätzt er seine Situation ein? So unterschiedlich die Klienten sind, so unterschiedlich fallen die Aussagen aus. Ergänzt werden diese Eigenwahrnehmungen dann durch die fachliche Einschätzung einer Fachkraft. Diese beobachtet den Klienten im Verhalten, in der Mobilität und Aktivität. Während im alten Expertenstan-

[50] Vgl. Informations- und Schulungsunterlagen V. 2.0, S. 30, https://www.ein-step.de/schulungsunterlagen/schulungsunterlagen/

dard noch die Faktoren per Checkliste abgearbeitet wurden und aus nahezu jedem Faktor ein Problem beschrieben wurde, hat die 1. Aktualisierung aus dem Jahr 2013 einen anderen Weg beschritten. Es wurde verdeutlicht, dass es Aufgabe der Fachkraft ist, den Faktor individuell beim Klienten zu bewerten. Nutzen Sie die SIS® um genau dies zu tun, hier einige Beispiele:

Negatives Beispiel

»Frau Schulz ist gehbehindert und auf den Rollator angewiesen. Aufgrund der Bewegungseinschränkung ist sie sturzgefährdet.«
Bei diesem Beispiel wird deutlich, dass sich nichts Individuelles im Text finden lässt und zudem die wörtliche Rede fehlt.

Positives Beispiel – Ausschluss Sturzgefahr

Klient: »Ohne meinen Wagen kann ich nicht laufen, aber ich bin froh, dass es noch so geht.« Fachkraft: Frau Schulz ist mit Rollator mobil. Sie läuft selbstständig und sicher in kleinen Tippelschritten auf dem Wohnbereich. Sie meldet sich, wenn sie Hilfe benötigt.
Hier kommt der Klient zu Wort und die Fachkraft schildert ihre Beobachtungen. In der Risikomatrix wird zudem ein »nein« bei der Sturzgefahr angekreuzt.

Positives Beispiel – Sturzgefahr

Klient: »Ich kann alles noch selbst, ich brauche niemanden.« Fachkraft: Frau Klopig ist selbstbestimmt, überschätzt aber ihre Fähigkeiten. Läuft ohne Rollator los und droht zu stürzen wegen ihrer Gangunsicherheit.

11.5 Der Pflegebericht

Der Pflegebericht ist eine wichtige Informationsquelle für alle beginnenden, sich manifestierenden oder auch vorübergehenden Probleme. Ein Bericht muss immer dem gleichen Muster folgen (▸ Abb. 20).

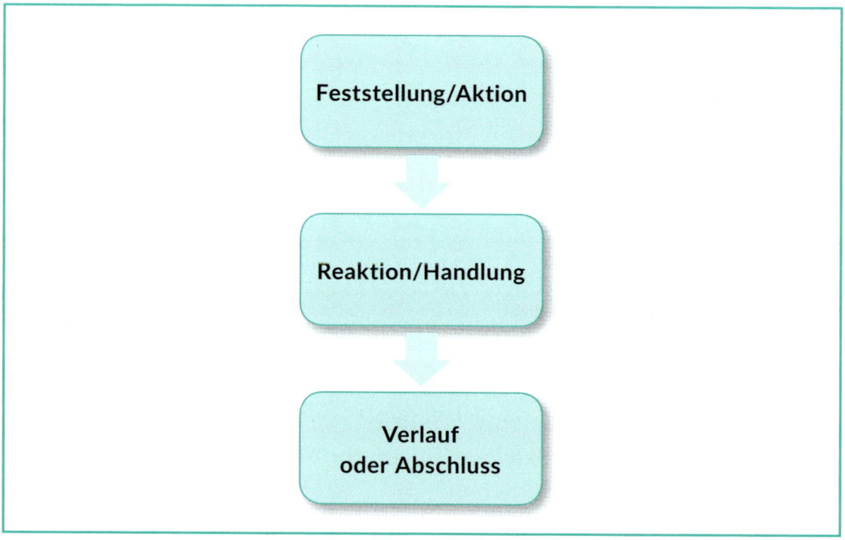

Abb. 20: Ablauf eines Pflegeberichts.

Man bemerkt eine Gefahrensituation, hilft dieser ab und beobachtet dann, inwiefern die Handlung geholfen hat. Das Ganze wird so lange beschrieben, bis ein Abschluss der Aktion festzustellen ist. Ist die Aktion zur Gefahrenabwehr auch nach ca. 14 Tagen noch nicht zu Ende, sollte sie aus dem Bericht herausgenommen und in die Pflegeplanung/SIS® übernommen werden. Leider sind Berichte über Sturzgefahren oft nicht korrekt. Es gibt Lücken im Verlauf oder das Geschehen »Sturz« wird unzureichend beschrieben. Der Bericht bzw. das Sturzprotokoll gibt über folgende Fragen Auskunft:

- Was war unmittelbar vor dem Ereignis?
  - Wichtig ist hier, dass vor dem Ereignis ein sogenannter positiver Eintrag steht. Z. B. »Saß um 15.15 Uhr am Kaffeetisch, um 15:45 Uhr so und so vorgefunden.« Oder: »Ging gestern Abend noch mit zur Haustür, heute früh in der Küche so und so gefunden.«
- Wann war das Ereignis?
  - Vorsicht! Die einzutragende Uhrzeit in der Spalte des Berichts ist die Uhrzeit des Eintrags und **nicht** die des Geschehens.
- Wo ereignete sich das Geschehen?
- Wie wurde der Klient vorgefunden?
  - Hier sollte möglichst präzise geschrieben werden. Also nicht nur »im Bad«, sondern »neben der Toilette sitzend«; nicht nur »neben dem Bett«, sondern »am Fußende des Bettes sitzen/liegend«.
- Was ist geschehen?
  - Wenn der Klient Auskunft geben kann, kann er hier einfach zitiert werden.
- Gibt es Zeugen?
- Kann der Klient Hinweise zum Hergang machen?
- Hat sich der Klient verletzt?
- Kann er sich bewegen?
- Was wurde unternommen?

Wenn sich Risiken abzeichnen, sollte im Bericht erkennbar sein, wie die Pflegenden gehandelt haben.

Negatives Beispiel

- »2:00 Uhr – Bewohner war unruhig, hatte die Beine überm Bettgitter.
- 5:30 Uhr – Bewohner vorm Bett liegend vorgefunden.«

Wer einen Klienten in einer so misslichen und gefährlichen Lage entdeckt, sollte handeln und nicht abwarten, bis er sich verletzt. Die Handlung kann in einer verstärkten Betreuung bestehen oder in einer Alternative zum Bettgitter.

11.6 Unfallbogen der Krankenkasse

Wann immer Sie nach einem Sturz eines Klienten einen Unfallbogen erhalten – Füllen Sie diesen Bogen **nicht** aus! Der Unfallbogen geht nicht an Sie. Er ist an den Versicherten adressiert, dieser hat die Mitwirkungspflicht. Der Kunde oder sein Betreuer kann den Bogen in aller Regel aber nicht ausfüllen, also bleibt der Bogen unausgefüllt.

Info

Welche Argumente eine Krankenkasse auch anbringt – Kassen haben kein Einsichtsrecht in die Pflegedokumentation! Dies ist bereits mehrfach richterlich bestätigt worden.

»Kassen haben kein Einsichtsrecht in die Pflegedokumentation.« So entschied das Bundessozialgericht in seinem Urteil AZ B 3 KR 64/010 R[51]. Davor stellte auch das Bundessozialgericht in seinem Urteil vom 28.05.2003 (Az: B 3 KR 10/02 R) klar, dass Krankenkassen kein eigenständiges Recht auf Akteneinsicht haben. In einem Prozess der KKH gegen ein Pflegeheim wies das Amtsgericht Wernigerode mit Urteil vom 20.2.2008, AZ 10 C 693/07 die Klage ab. Beim LG Magdeburg wurde Berufung eingelegt: »Die Klägerin hat weder nach § 116 SGB X noch in entsprechender Anwendung des 294a SGB V einen Anspruch gegen die Beklagte auf Einsicht in die Pflegedokumentation.«

Ein weiteres Urteil, veröffentlicht am 6. 1. 2010 auf der Homepage des Vincentz-Verlages in Hannover, stärkt den Kassen allerdings unter bestimmten Umständen den Rücken: *»Ein Pflegeheim darf nicht generell der Kasse eines Bewohners die Einsicht in dessen persönliche Krankenakte verweigern. Das entschied das Amtsgericht München in einem Urteil. Die Richter urteilten, dass der Anspruch auf Einsicht in die Krankenakte auf die Krankenkasse übertragen*

---

[51] Am 16. Januar 2004 in CAREkonkret in Auszügen veröffentlicht

werden könne. Der Betreuer eines zu Schaden gekommenen dementen Bewohners habe das Heim von der Schweigepflicht entbunden. Urteil vom 24. Februar 2009 (AZ 282 C 26259/08).«

In einer Entscheidung des Bundesgerichtshofs vom 23.03.2010 wurde klargestellt, dass einem Heimbewohner grundsätzlich ein eigenes Einsichtsrecht in die über ihn geführte Pflegedokumentation entsprechend dem Einsichtsrecht des Patienten in die Krankenunterlagen zusteht, und zwar als Nebenanspruch aus dem Heimvertrag und wegen seines informationellen Selbstbestimmungsrechts. Der BGH stellt dabei aber auch klar, dass im Rahmen von Schadenersatzansprüchen auch Kranken- und Pflegekasse das Recht auf Einsicht haben, sofern der Patient zustimmt.

Dieser Entscheidung des Bundesgerichtshofs lag der Fall einer Heimbewohnerin zu Grunde, die einen Dekubitus im Pflegeheim erlitten hatte. Allerdings hatte das Gericht Zweifel hinsichtlich der Urteilsfähigkeit der Versicherten, die im weiteren Verfahren geprüft werden müssen. Notfalls müsste ein Betreuer die Einwilligung ausstellen. Das Gericht wies die Klage mit diesem Hinweis zurück an das zuständige Landgericht.

Info

Wenn ein Mensch zu Schaden kommt, kann der Geschädigte oder sein gesetzlicher Vertreter den Kassen das Einsichtsrecht verschaffen.

Das Landgericht Mönchengladbach urteilte (31.10.2007, AZ 2 S 34/07): *»Das Akteneinsichtsrecht des Pflegeheimbewohners ist höchstpersönlich. Damit ist die Abtretung oder ein Übergang des Rechts ausgeschlossen.«* Das Urteil wird auf der Homepage http://www.ratgeber-arzthaftung.de wie folgt kommentiert:

»1. Da es höchstpersönlich ist, kann es nicht gemäß § 399 BGB abgetreten werden und kann genauso wenig auf die Krankenkasse übergehen. Dieses höchstpersönliche Recht des Pflegeheimbewohners ist nach dessen Tod erloschen (§ 399 BGB Ausschluss der Abtretung bei Inhaltsänderung oder Vereinbarung). Eine Forde-

rung kann nicht abgetreten werden, wenn die Leistung an einen anderen als den ursprünglichen Gläubiger nicht ohne Veränderung ihres Inhalts erfolgen kann oder wenn die Abtretung durch Vereinbarung mit dem Schuldner ausgeschlossen ist. Das LG verweist hierzu auf das Urteil des BGH vom 23.11.1982, VI ZR 222/79.

2. Zugleich läge aber auch im Falle des Übergangs auf die Krankenkasse eine Inhaltsänderung des höchstpersönlichen Rechts vor. Denn die Krankenkasse verlangt ja Einsicht ausdrücklich, um die Durchsetzung eines Schadensersatzanspruchs vorzubereiten. Dies ist offensichtlich etwas anderes als das der personalen Würde entspringende vertragliche Recht des Gepflegten gegenüber seinem Vertragspartner. Dieses kann die Klägerin nicht geltend machen.

3. Begründung, warum ein Einsichtsrecht der Krankenkasse auch nicht gemäß § 116 Abs. 1 S. 1 SGB X, §§ 412, 401 BGB gegeben ist: Ein Einsichtsrecht kann die KRANKENKASSE auch nicht als Neugläubigerin im Sinne der §§ 412, 401 BGB erlangt haben, weil gemäß § 116 Abs. 1 S. 1 SGB X ein Schadensersatzanspruch des Gepflegten auf sie übergegangen ist.

4. Nach Auffassung des LG lässt sich ein Einsichtsnahmerecht zur Vorbereitung eines Schadensersatzanspruchs nur unter den Voraussetzungen des § 810 BGB rechtfertigen. Diese Regelung gilt sowohl für den Patienten/Pflegeheimbewohner als auch die Krankenkasse: § 810 BGB – Einsicht in Urkunden – Wer ein rechtliches Interesse daran hat, eine in fremdem Besitz befindliche Urkunde einzusehen, kann von dem Besitzer die Gestattung der Einsicht verlangen, wenn die Urkunde in seinem Interesse errichtet oder in der Urkunde ein zwischen ihm und einem anderen bestehendes Rechtsverhältnis beurkundet ist oder wenn die Urkunde Verhandlungen über ein Rechtsgeschäft enthält, die zwischen ihm und einem anderen oder zwischen einem von beiden und einem gemeinschaftlichen Vermittler gepflogen worden sind.«

Info
Widerrechtliche Einblicke in schützenswerte Daten sind immer wieder Bestandteil von Ermahnungen der Datenschutzbeauftragten des Bundes und der Länder.

11.6.1 Auszüge aus Veröffentlichungen

»Das Verhalten der Krankenkassen ist und bleibt rechtswidrig«, lautete die Überschrift eines Artikels in CareKonkret (Heft 38 vom 23. 9. 2011). Dort kritisierte die Rechtsanwältin Wibke Eichhorn in Absprache mit dem Bundesdatenschutzbeauftragten die gängige Praxis der Kassen. Die Kassen verlangen Einsicht in Sozialdaten, z. B. Blutzuckerprotokolle, Wunddokumentationen und Medikamentenpläne, obwohl sie dieses Recht nach § 35 Abs. 2 SGB I eindeutig nicht haben. Gemäß § 276 SGB V sei lediglich der MDK berechtigt, Einblick im Rahmen von Bewilligungen zu erhalten. Die Rechtsanwältin fordert in ihrem Artikel jedoch alle Pflegedienste dazu auf, keine Akten zu schicken. Der MDK könne zur Akteneinsicht zum Versicherten kommen. Wibke Eichhorn hat zweifelsfrei recht. Wenn sich alle Pflegedienste schlicht weigern würden, Akten in Kopie zu schicken, hätten die Kassen es bei ihrer Verschiebe- und Ablehnungstaktik wesentlich schwerer.

In der Zeitschrift »Recht und Praxis, Das Krankenhaus Heft 08.2008« heißt es: Einige Kassen lassen den Versicherten eine Erklärung unterschreiben, in der sie Ärzte, Pflegedienste und Altenheime von der Schweigepflicht entbinden. Das ist nach Auffassung der Rechtsabteilung nicht statthaft: *»Es besteht weder ein eigener Anspruch auf Einsichtnahme aus den sozialrechtlichen Vorschriften, noch kann der Anspruch aus einem per Gesetz übergegangenen ›Nebenrecht des Behandlungsvertrages‹ des Versicherten nach § 116 SGB X i. V. m. §§ 412, 401 BGB hergeleitet werden. Ebenso kann die Abtretung des Einsichtsrechts durch den Versicherten bzw. dessen Hinterbliebenen nicht rechtswirksam sein. Schließlich begründet auch das ›Einverständnis‹ des Versicherten bzw. dessen Hinterbliebene nicht den von der Krankenkasse behaupteten Anspruch.«*

Unter der Überschrift »Datenschutz in der Pflege« (Häusliche Pflege, Heft 07/2005, Seite 48) liest man: »*In seinem jüngsten Tätigkeitsbericht bemängelt der Bundesbeauftragte für den Datenschutz, Peter Schaar, die Verletzung von Persönlichkeitsrechten Pflegebedürftiger durch Kranken- und Pflegekassen.*«

In der gleichen Zeitschrift (Heft 08/2004, veröffentlicht auf der Homepage des Vincentz-Verlages) steht zu lesen: »*Wie in Schleswig-Holstein bekannt wurde, setzt die AOK Mitarbeiter als Pflegeberater ein, die während Hausbesuchen bei ambulant gepflegten Versicherten Einsicht in die Pflegedokumentation nehmen. Dies widerspricht einer aktuellen Stellungnahme des Bundesbeauftragten für Datenschutz zufolge den Datenschutzbestimmungen und ist somit rechtswidrig. ›Eine Einsichtnahme in die Pflegedokumentation bzw. der Wunsch nach Übermittlung derselben ist nach Aussagen des Bundesbeauftragten selbst dann rechtswidrig, wenn der Versicherte eine Einverständniserklärung abgegeben hat.‹* Weiter heißt es: *›Für die Weitergabe der Pflegedokumentation an die Pflegekasse selbst bzw. für eine über den dargestellten Umfang hinausgehende Einsichtnahme durch Mitarbeiter der Pflegekasse bestehe weder eine rechtliche Grundlage noch ein Bedarf.‹*«

Der Bayerische Landesbeauftragte für den Datenschutz schrieb in einem Brief vom 18. Mai 2000 mit der Bezeichnung DSB/4 – 170 – 93: »*Zunächst möchte ich folgende Grundaussagen zum Datenschutz bei Heimprüfungen voranstellen: Jede an einer Heimprüfung beteiligte Stelle hat immer vorab zu prüfen, ob und inwieweit die Erhebung bzw. Übermittlung personenbezogener Daten zur Durchführung der Prüfung erforderlich ist und ob nicht vielmehr nicht personenbezogene oder anonymisierte Daten zur Koordination bzw. Zusammenarbeit bei Heimprüfungen ausreichen (zur Anonymisierung vgl. § 3 Abs. 7 BDSG). Soweit Vertreter der Heimaufsicht, Verbände der Pflegekassen bzw. in deren Auftrag eine ›federführende Pflegekasse‹ sowie der MDK im Rahmen gemeinsamer Heimbegehungen bzw. Besprechungen personenbezogene Daten der Bewohner erheben und ggf. untereinander austauschen, sind die gesetzlichen Datenerhebungs- und -übermittlungsregelungen zu beachten. Die Erforderlichkeit personenbezogener Datenerhebung und -übermittlung kann insbesondere abhängig sein von einem Prüfungsanlass, vom Prüfungszweck und von daraus ggf. in Betracht zu ziehenden Konsequenzen.*«

Auch die Zuständigkeit für die Überprüfung wechselt, ebenso wie die Herausgabepflicht von Daten. So zumindest schrieb es Karl Amstädter, Ministerialrat im Land Bayern, am 18. Mai 2000 in einem offenen Brief an den Rechtsanwalt Werner Schell: *»Dabei ist zu beachten, dass die Einrichtung zwar datenschutzbewusst und -gerecht mit personenbezogenen Daten der Heimbewohner umzugehen hat, der Datenschutz aber nicht als Schutzschild gegen angemessene und sinnvolle Heimkontrollen vorgeschoben werden darf. Die Übermittlungsbefugnis der Einrichtung hängt von der Trägerschaft ab: Bei Einrichtungen in kirchlicher Trägerschaft ist kirchliches Datenschutzrecht zu beachten. Bei Einrichtungen in freigemeinnütziger oder privater Trägerschaft gilt das Bundesdatenschutzgesetz (BDSG). Auf Einrichtungen in öffentlicher Trägerschaft sind grundsätzlich die jeweiligen Landesdatenschutzgesetze anwendbar, die aber ihrerseits auf das materielle Datenschutzrecht des BDSG verweisen, soweit öffentliche Stellen als Unternehmen (mit eigener Rechtspersönlichkeit) am Wettbewerb teilnehmen. Das BDSG erlaubt die Datenübermittlung, soweit sie zur Wahrung öffentlicher Interessen erforderlich ist und kein Grund zur Annahme besteht, dass der Betroffene ein schutzwürdiges Interesse am Ausschluss der Übermittlung hat (§ 28 Abs. 2 Nr. 1 BDSG).«*

12 Auflösung des Tests aus Kapitel 2.1

1. in nicht gehfähiger Herr bekommt einen Therapietisch auf seinen Rollstuhl geklemmt. Er kann den Tisch nicht selbst entfernen. Auf dem Tisch kann er Gegenstände abstellen/ablegen.
   Therapietisch ist genehmigungspflichtig Ja ☐ Nein ☒

Zur näheren Erläuterung (▶ Kap. 4.6)

2. Ein Pflegebedürftiger zieht sich immer wieder sein Inkontinenzprodukt aus und schmiert mit Stuhlgang. Somit ist am Morgen das Bett ständig nass und der Pflegebedürftige verschmutzt.
   Der Strampelanzug oder Pflegeoverall
   ist genehmigungspflichtig Ja ☒ Nein ☐

Zur näheren Erläuterung (▶ Kap. 4.2)

3. Ein Ehemann bittet Sie, nachts das Bettgitter bei seiner Frau hochzuziehen. Er hat Angst, dass sie heraus fällt. Die Dame ist demenziell erkrankt und steht sonst unbeobachtet auf.
   Das Bettgitter ist genehmigungspflichtig Ja ☒ Nein ☐

Zur näheren Erläuterung (▶ Kap. 4.7)

4. Eine Tochter wünscht, dass die Haustür nachts abgeschlossen wird. Sie hat Angst, dass Unbefugte leicht ins Haus kommen können.
   Das Abschließen der Haustüre
   ist genehmigungspflichtig Ja ☐ Nein ☒

Zur näheren Erläuterung (▶ Kap. 4.10) (▶ Kap. 4.11)

5. Ein Pflegebedürftiger möchte sein erforderliches Herzmedikament nicht einnehmen. Sie mischen das Medikament unter den Pudding und so isst der Pflegebedürftige seinen Pudding und damit auch das Medikament.
   Das Untermischen von Medikamenten ist genehmigungspflichtig Ja ☒ Nein ☐

Zur näheren Erläuterung (▶ Kap. 4.3)

6. Ein demenziell Erkrankter im Pflegeheim steht nachts immer wieder auf und geht in fremde Zimmer. Sie sperren ihn in sein Zimmer, damit die anderen Bewohner ihre Nachtruhe haben
   Das Einsperren ins Zimmer ist genehmigungspflichtig Ja ☒ Nein ☐

Zur näheren Erläuterung (▶ Kap. 4.11)

7. Ein demenziell erkrankter Mensch ist sehr unsicher im Gehen. Damit er nicht allein aufstehen und stürzen kann, bekommt er einen Therapietisch vor den Rollstuhl.
   Der Therapietisch ist genehmigungspflichtig Ja ☒ Nein ☐

Zur näheren Erläuterung (▶ Kap. 4.8)

8. Ein nicht gehfähiger Mensch bekommt zum Schutz vor dem Herausrutschen aus dem Rollstuhl eine Sitzhose angelegt.
   Die Sitzhose ist genehmigungspflichtig Ja ☐ Nein ☒

Zur näheren Erläuterung (▶ Kap. 4.9)

9. Ein richterlich genehmigter Bauchgurt wird während der Essenszeiten und Beschäftigung nicht angelegt.
   Das Unterlassen einer genehmigten Maßnahme ist genehmigungspflichtig Ja ☐ Nein ☒

Zur näheren Erläuterung (▶ Kap. 6.3)

10. Ein demenziell Erkrankter zieht immer wieder an seiner PEG-Magensonde. Um der Gefahr der Verletzung durch Herausziehen der PEG entgegenzuwirken werden die Arme festgebunden.
    Das Festbinden der Arme ist genehmigungspflichtig Ja ☒ Nein ☒

Zur näheren Erläuterung (▶ Kap. 6.1) (▶ Kap. 10.7)

11. Eine pflegebedürftige Dame zieht sich nachts immer wieder nackt aus und liegt halb zugedeckt im Bett. Gleichzeitig ist das Fenster auch in der Nacht offen, da sie es so gewohnt ist. Damit sie morgens nicht völlig unterkühlt ist, ziehen Sie ihr einen Pflegeoverall übers Nachthemd.
    Der Pflegeoverall ist genehmigungspflichtig Ja ☐ Nein ☒

Zur näheren Erläuterung (▶ Kap. 4.2)

12. Eine ältere Dame kann ohne Gehhilfe nicht laufen. Sie ist in der Vergangenheit auf dem Weg zur Toilette immer wieder gestürzt. Damit sie nicht mehr allein geht sondern klingelt, stellen Sie den Gehwagen außer Reichweite. Folglich ruft oder klingelt die Frau, wenn sie zur Toilette muss.
    Die Wegnahme des Gehwagens ist genehmigungspflichtig Ja ☒ Nein ☐

Zur näheren Erläuterung (▶ Kap. 4.1)

13. Einem Mann mit Schluckbeschwerden werden die Tabletten gemörsert unter den Brei gemischt, damit er sie besser schlucken kann
    Das Untermischen von Medikamenten ist genehmigungspflichtig Ja ☐ Nein ☒

Zur näheren Erläuterung (▶ Kap. 4.3)

14. Eine demenziell Erkrankte wirft immer wieder ihre Kleider vom Schrank aufs Bett oder holt sich Sachen aus dem Schrank und zieht mehrere Teile übereinander an. Damit sie nicht alles rausholt, werden ihr die Sachen morgens aufs Bett gelegt und der Schrank verschlossen
Das Verschließen des Schranks
ist genehmigungspflichtig Ja ☒ Nein ☐

Zur näheren Erläuterung (▶ Kap. 4.1)

15. Damit ein Pflegebedürftiger nicht aus dem Bett fällt, wird er mit der Matratze auf den Boden gelegt. So kann der Pflegebedürftige nicht mehr fallen, aber er kann auch nicht mehr allein aufstehen.
Die Matratze am Boden ist
genehmigungspflichtig Ja ☒ Nein ☐

Zur näheren Erläuterung (▶ Kap. 10.5)

16. Ein nicht willentlich bewegungsfähiger Pflegebedürftiger bäumt sich beim Husten immer wieder auf. Dabei droht er aus dem Bett zu fallen. Zum Schutz werden beidseits Bettgitter angebracht.
Die Bettgitter sind genehmigungspflichtig Ja ☐ Nein ☒

Zur näheren Erläuterung (▶ Kap. 2.3)

17. Ein Rollstuhlfahrer fährt mit seinem Rollstuhl an die Treppe heran und will »zur Arbeit.« Sie schieben den Mann in einen anderen Flurbereich und stellten die Rollstuhlbremse fest.
Das Feststellen des Rollstuhls
ist genehmigungspflichtig Ja ☒ Nein ☒

Das Wegschieben des Rollstuhls aus dem akuten Gefahrenbereich ist nicht genehmigungspflichtig. Es droht eine akute Gefahr und hier gilt der rechtfertigende Notstand (▶ Kap. 1.1).

Das Feststellen der Bremsen kann dagegen eine genehmigungspflichtige Ortsfixierung darstellen. Der Klient ist aus der akuten Gefahrensituation heraus gebracht worden und es bedarf keiner erneuten Anwendung des rechtfertigenden Notstands. Der Klient darf außerhalb des Treppenabgangs frei umherfahren.

18. Eine demenziell erkrankte unruhige Dame läuft nahezu ununterbrochen, auch wenn sie müde ist und fast nicht mehr kann. Sie haben Angst, dass die Frau fällt und binden Sie jede Stunde für 15 Minuten am Stuhl fest, damit sie sich ausruhen kann. Danach lassen Sie sie wieder laufen.
    Das Festbinden am Stuhl ist genehmigungspflichtig Ja ☒ Nein ☐

Zur näheren Erläuterung (▶ Kap. 1.1)

19. Im ambulanten Bereich steht an der Haustür eines Mietshauses »Tür bitte nach 20 Uhr abschließen«.
    Das Abschließen der Tür ist genehmigungspflichtig Ja ☐ Nein ☒

Zur näheren Erläuterung (▶ Kap. 4.10)

20. Der Betreuer einer Pflegebedürftigen erklärt, dass sein Schützling schon mehrfach aus dem Bett oder beim Aufstehen vom Bett gestürzt sei. Zum Schutz ordnet er ein Bettgitter an.
    Das Bettgitter ist genehmigungspflichtig Ja ☒ Nein ☐

Zur näheren Erläuterung (▶ Kap. 4.7)

Literatur

Barmer GEK (2011). Arzneimittelreport 2011. Hauptverwaltung Schwäbisch Gmünd, Abteilung Versorgungsforschung, Asgard-Verlag

Berzlanovich AM et al. (2012): Deaths due to physical restraint. Dtsch Ärztebl Int 20112; 109(3): 27–32. DOI: 10.3238/arztebl.212.0027 https://www.aerzteblatt.de/archiv/118941/Todesfaelle-bei-Gurtfixierungen

Böhm E (2009): Psychobiografisches Pflegemodell nach Böhm. Band 1 Grundlagen. Maudrich, Wien.

Böhm E (2012): Sprechen Sie limbisch? Ein Plädoyer für eine transkulturelle und transgenerationelle Altenpflege. Schlütersche, Hannover.

Bundesministerium der Justiz und für Verbraucherschutz (2020): Betreuungsrecht. Berlin. https://www.bmjv.de/SharedDocs/Publikationen/DE/Betreuungsrecht.html

Deutsches Netzwerk für Qualitätsentwicklung in der Pflege (2005): Expertenstandard Sturzprophylaxe in der Pflege. Osnabrück

Draaisma D, Kiefer V (2011): Die Heimwehfabrik: Wie das Gedächtnis im Alter funktioniert. Herder spektrum, Freiburg.

EinStep (2017): Informations- und Schulungsunterlagen zur Einführung des Strukturmodells in der ambulanten, stationären und teilstationären Langzeitpflege. https://www.ein-step.de/schulungsunterlagen/schulungsunterlagen/

Heeg S, Volpp H (2008): Intelligente Technik hilft Bewohnern und Personal. Altenheim 48/2008, Nr. 6, S. 40 ff.

Hoffmann B, Klie T (Hrsg.) (2004): Freiheitsentziehende Maßnahmen: Unterbringung und unterbringungsähnliche Maßnahmen in Betreuungsrecht und -praxis. CF Müller, Heidelberg.

Kirsch S (2013): Verfahrenspfleger nach dem Werdenfelser Weg. Seminarskript (unveröffentlicht).

König J (2009): 100 Fehler bei Stürzen im Heim – und was Sie dagegen tun können. Schlütersche, Hannover.

König J (2014): 100 Tipps zur Sturzprophylaxe. Schlütersche. Hannover.

König J, Zemlin C (2013): Menschen mit Demenz – Lebensqualität schenken. Bestnoten beim MDK sichern. Schlütersche, Hannover.

Köpke S, Gerlach A, Möhler R, Haut A, Meyer G (2009): Leitlinie FEM – Evidenzbasierte Praxisleitlinie. Vermeidung von freiheitseinschränkenden Maßnahmen in der beruflichen Altenpflege. Universität Hamburg & Universität Witten/Herdecke. www.leitlinie-fem.de/download/Leitlinie-FEM.pdf

Lohrmann C (2010): Europäische Pflegequalitätserhebung. Graz, zit. n. Hierzer A: Implementierung einer Sturzdatenbank nach einer retrospektiven Analyse von Sturzgeschehen in der Geriatrie.

MDS e.V. (2007): 2. Bericht des MDS nach § 118 Abs. 4 SGB XI Qualität in der ambulanten und stationären Pflege. Essen.

MDS e.V. (2009a). MDK-Anleitung zur Prüfung der Qualität nach den §§ 114 ff. SGB XI in der ambulanten Pflege. Essen

MDS e.V. (2009b): MDK-Anleitung zur Prüfung der Qualität nach den §§ 114 ff. SGB XI in der stationären Pflege. Essen.

MDS e.V. (2012): 3. Bericht des MDS nach § 114a Abs. 6 SGB XI, Qualität in der ambulanten und stationären Pflege. Essen.

MDS e.V. (2019): Richtlinien des GKV-Spitzenverbandes für die Qualitätsprüfung in Pflegeeinrichtungen nach § 114 SGB XI Vollstationäre Pflege.

MDS e.V. (2020): Qualitätsprüfungs-Richtlinien Transparenzvereinbarung Grundlagen der Qualitätsprüfungen nach den §§ 114 ff SGB XI Teil 1a – Ambulante Pflegedienste.

MDS e.V. (2021): 6. Bericht des MDS nach § 114a Abs. 6 SGB XI, Qualität in der ambulanten und stationären Pflege. Essen.

Projektgruppe Redufix (2009): ReduFix: Alternativen zu Fixierungsmaßnahmen oder: Mit Recht fixiert? Vincentz, Hannover.

Schultze-Zeu R. (2008): Freiheitsentziehende Maßnahmen unter besonderer Berücksichtigung von Maßnahmen in Pflegeheimen. www.ratgeber-arzthaftung.de

TÜV Rheinland (2012): Eine Gemeinschaftinitiative im Landkreis Garmisch-Partenkirchen … in bundesweiter Kooperation mit dem TÜV Rheinland. Schulungsordner.

Gesetzestexte

Bürgerliches Gesetzbuch – Ausfertigungsdatum: 18.08.1896, zuletzt geändert durch Art. 1 G v. v. 30.3.2021 I 607 Grundgesetz der Bundesrepublik Deutschland von 1949, zuletzt geändert durch Art. 1 u. 2 Satz 2 G v. 29.9.2020 I 2048 Heimgesetz – Ausfertigungsdatum: 07.08.1974, zuletzt geändert durch Art. 3 Satz 2 G v. 29.7.2009 I 2319

Sozialgesetzbuch XI – Ausfertigungsdatum: 26.05.1994, zuletzt geändert durch Art. 5 G v. 28.3.2021 I 591 Strafgesetzbuch – Ausfertigungsdatum: 15.05.1871, zuletzt geändert durch Art. 1 G v. 30.3.2021 I 441, dieser geändert durch Art. 15 Nr. 1 G v. 30.3.2021 I 448

Vorträge

»Freiheitsentziehende Maßnahmen in der Pflege – Realität und Perspektiven«. Fachtagung für Pflegekräfte. München (21.03.2011) und Nürnberg (04.04.2011): Ergebnisse einer Umfrage zu Freiheitsentziehenden Maßnahmen in vier Bundesländern

Register